Aspectos Psicológicos en Tiempos de Pandemia

Juan Moisés de la Serna

Editorial Tektime

2020

Prólogo

Después de la gran acogida del artículo titulado "¿Cuál es el papel del psicólogo ante el nuevo Coronavirus (COVID-19)?" que publiqué en la Cátedra Abierta de Psicología y Neurociencias el pasado 12 de febrero del 2020, y en vistas al interés suscitado entre los compañeros psicólogos y otras personas interesadas por la psicología, he decidido realizar este libro donde se aborda el tema de la perspectiva psicológica en tiempos de pandemia.

A pesar de que la información sobre crisis sanitarias como del COVID-19 es muy reciente, y en algunos casos "cambiante", voy a presentar el trabajo basado en los datos actuales y sobre todo en publicaciones de carácter científico, donde además se incluirán declaraciones de distintos expertos recogidos por los medios de comunicación debidamente citados.

Un libro accesible para todos los que quieran profundizar en los aspectos psicológicos de un fenómeno de masas en tiempos de crisis sanitaria como es el caso del COVID-19.

Dedicado a mis padres

Contenido

Capítulo 1. Introducción al COVID-19

Se puede hablar de crisis personal o social, en el primer caso se produce alguna circunstancia interna o externa que cambia la forma en cómo un individuo llega a percibir su presente, futuro, e incluso pasado, pudiéndose cuestionar su papel en la vida, o de todo lo que hasta ese momento creía y pensaba. Así sucede cuando fallece un familiar, sobre todo si es allegado, o se sufre algún tipo de accidente con consecuencias sobre la salud o la autonomía de la persona, pero también se puede entrar en crisis por aspectos de tipo emocional como por la ruptura sentimental de nuestra pareja o por el divorcio de los progenitores cuando se es adolescente, con lo que desde un punto de vista psicológico se puede hablar de crisis causadas por muy diversas circunstancias que afectan al individuo; pero luego existen las crisis sociales, como en el caso de las crisis humanitarias en donde millones de afectados abandonan todo lo que tienen e inician la huida hacia un futuro incierto; igualmente se pueden producir crisis económicas donde de la noche a la mañana miles de personas pueden perder el trabajo y con ello la forma de traer ingresos a su casa, poniendo en riesgo su supervivencia y la de los suyos (@NTN24ve, 2018) (ver Ilustración 1).

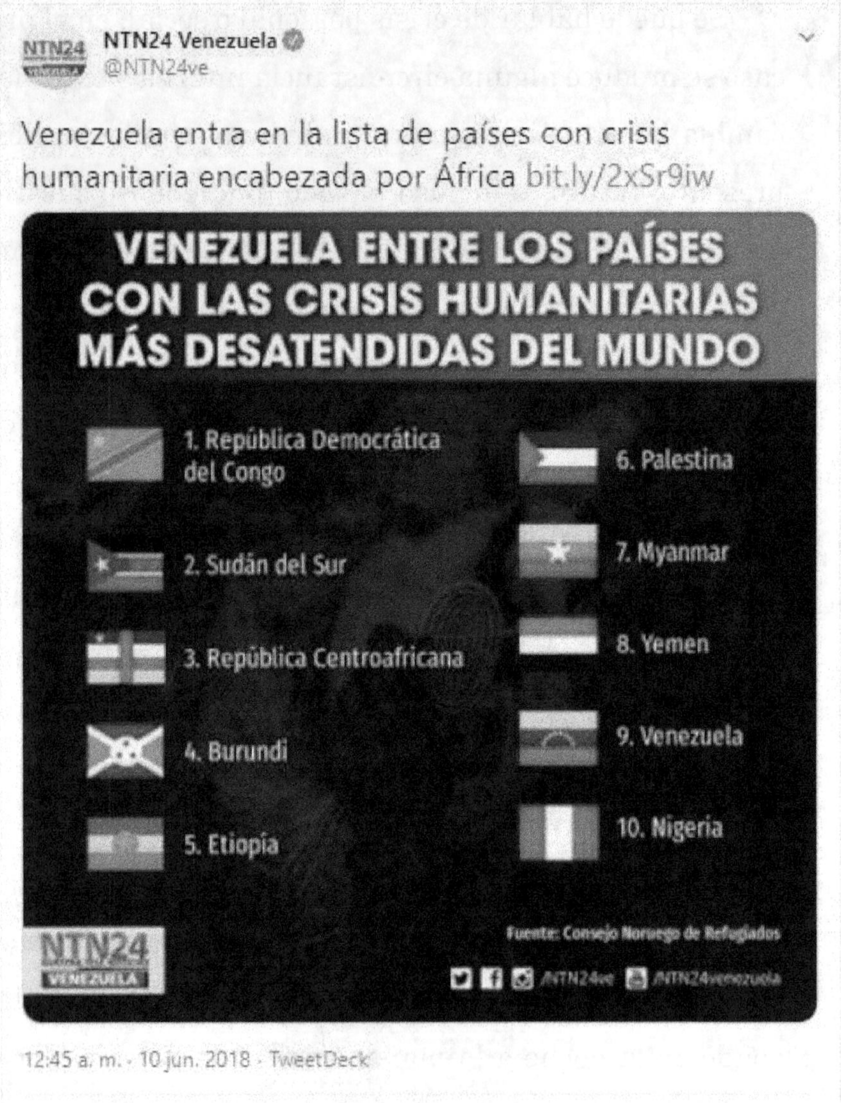

NTN24 Venezuela
@NTN24ve
Venezuela entra en la lista de países con crisis humanitaria encabezada por África bit.ly/2xSr9iw
VENEZUELA ENTRE LOS PAÍSES CON LAS CRISIS HUMANITARIAS MÁS DESATENDIDAS DEL MUNDO
1. República Democrática del Congo
2. Sudán del Sur
3. República Centroafricana
4. Burundi
5. Etiopía
6. Palestina
7. Myanmar
8. Yemen
9. Venezuela
10. Nigeria
Fuente: Consejo Noruego de Refugiados
NTN24 VENEZUELA
/NTN24ve
/NTN24venezuela
12:45 a. m. · 10 jun. 2018 · TweetDeck

Ilustración 1. Tweet Crisis Humanitarias

En este tipo de crisis también estarían las relacionadas con la salud, donde una enfermedad puede poner en riesgo la vida de la persona, de alguien que días previos estaba sano. En esta categoría se pueden incluir las pandemias, e incluso las emergencias sanitarias, tal y como sucede con el COVID-19, enfermedad que ha movilizado a millares de médicos y personal sanitario que luchan diariamente por mitigar los efectos del virus, aún a riesgo de su propia vida.

Aunque en ocasiones a lo que más visibilidad dan los medios de comunicación es al número de afectados y de fallecidos, información ofrecida por los distintos gobiernos y recogida por la OMS en su web.

Desde el Centro de Ciencia e Ingeniería de Sistemas de la Universidad de Johns Hopkins (EE.UU.) (Johns Hopkins CSSE, 2020) se informa del número de casos de afectados, decesos y recuperados tanto numérica como visualmente, tanto a nivel mundial o por cada uno de los países.

Así 7 de Marzo del 2020, que es cuando se inicia este libro, el número de casos afectados a nivel mundial son de 102.470, distribuidos entre 101 países, de los cuales China cuenta con 80.651 afectados, seguido de Corea del Sur con 7.041 e Irán con 4.747; situándose España en la posición décima con 401 casos (ver Ilustración 2**Error! Reference source not found.**).

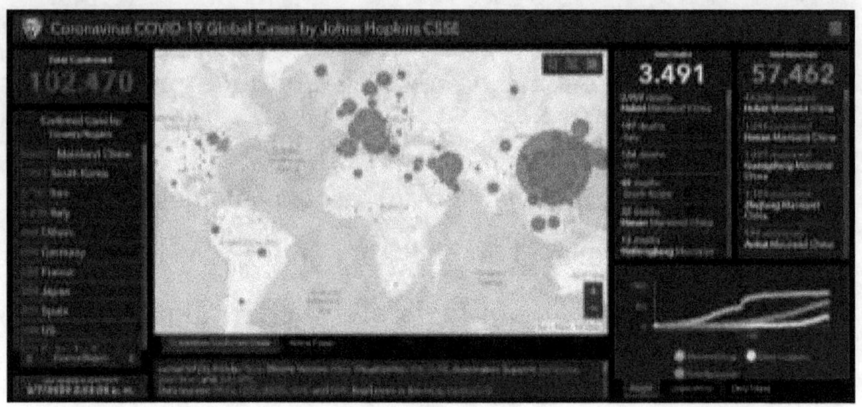

Ilustración 2 Casos de contagiados a 7 de Marzo 2020

Igualmente, a través de dicho portal se informa que el número de fallecidos hasta la fecha han sido de 3.491 personas, habiendo sufrido y pasado la enfermedad 57.462.

Actualizando los datos anteriores a 19 de marzo del 2020 la cifra de afectados es de 218.827 personas, repartidos entre 160 países, siendo el número de fallecidos de 8.811 (ver Ilustración 3).

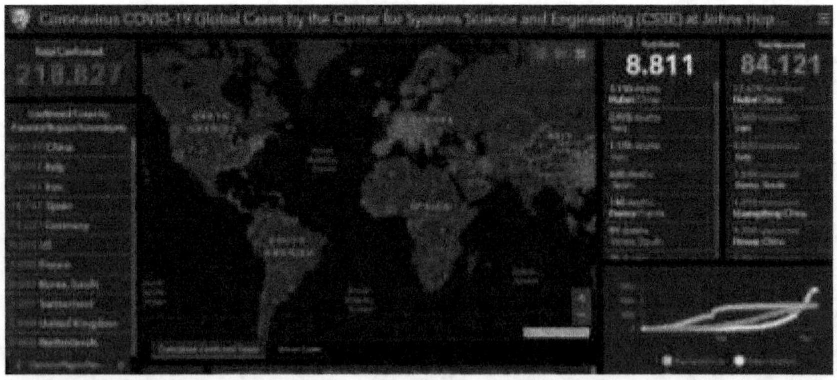

Ilustración 3 Casos de contagiados a 19 de Marzo del 2020

Si nos fijamos en Google (Google Trend, 2020) sobre las tendencias de búsqueda del COVID-19, término designado por la Organización Mundial de la Salud el 11 de Febrero del 2020 para referirse al nuevo coronavirus surgido en una provincia de China y cuyo primer caso de afectado fue comunicado el 31 de Diciembre del 2019 (O.M.S., 2020), se puede observar cómo ha ido aumentando progresivamente las búsquedas con este término a nivel mundial duplicándose entre el 11 a 12 de Febrero; el 23 a 24 de Febrero; y el 1 a 2 de Marzo; observándose únicamente una reducción entre los días 28 de Febrero a 1 de Marzo (ver Ilustración 4Ilustración 7).

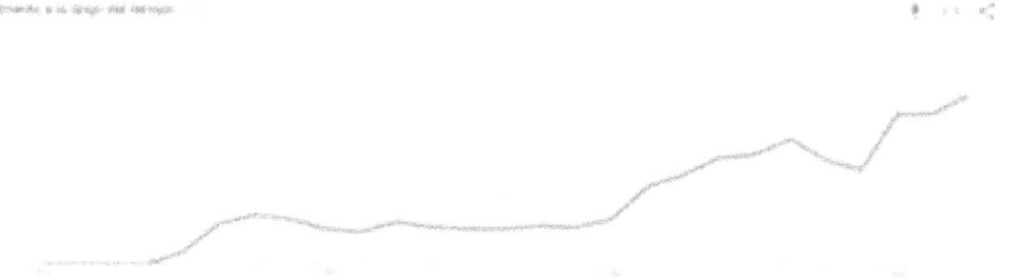

Ilustración 4 Evolución de termino de búsqueda

Con respecto al interés suscitado por países es posible comprobar cómo el que más búsquedas ha generado en este último mes es Singapur, seguido de Islandia, China y Hong Kong; quedando para la posición veinte Estados Unidos, y ocupando España la posición cuarenta y ocho de los sesenta y cinco países que componen el resultado de Google, siendo la última posición ocupada por Turquía (ver Ilustración 5).

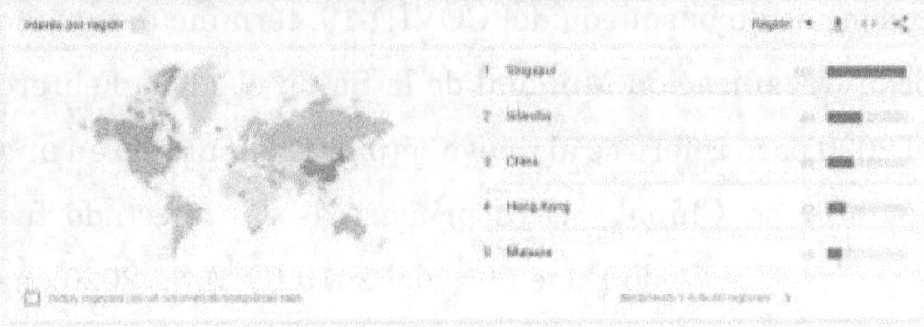

Ilustración 5 Búsqueda por Países

Tal y como puede observarse no existe una correspondencia directa entre los países con mayor número de afectados y la preocupación que ha generado entre la población reflejado en los términos de búsqueda, esto puede ser debido a que existen otros factores a tener en cuenta como el alarmismo generado en determinadas poblaciones, o el que en ese país se usen medios diferentes a Google para consultar este tipo de información, por ejemplo en algunos países de Asia el buscador más empleado es el Baidu.

Igualmente hay que indicar que el término de COVID-19 surgió después de que se le hubiese denominado nuevo coronavirus 2019 (n-CoV), también conocido como "virus de China" o "virus de Wuhan" que es como se llama la provincia China donde se inició el contagio, por lo que algunos usuarios seguirán realizando su búsqueda con los términos antiguos.

Además, se puede usar el término coronavirus, que es como se denomina a la familia de este virus, o simplemente virus; por ello la panorámica de los datos quedaría incompleta al recoger únicamente el término de COVID-19, lo que podría explicar la diferencia mostrada entre el orden de países en cuanto al número de casos de fallecidos y el orden del interés mostrado de búsquedas en Google.

Así si realizamos la búsqueda anterior, pero incluyendo como temas los términos COVID, Virus y Coronavirus podemos ver que la preocupación por este tema se inicia el 20 de enero del 2020, y que el término COVID o COVID-19 que es la denominación oficial, apenas es usado para buscar información al respecto, estando muy por encima el uso del término Virus y por encima de este el de Coronavirus (ver Ilustración 6).

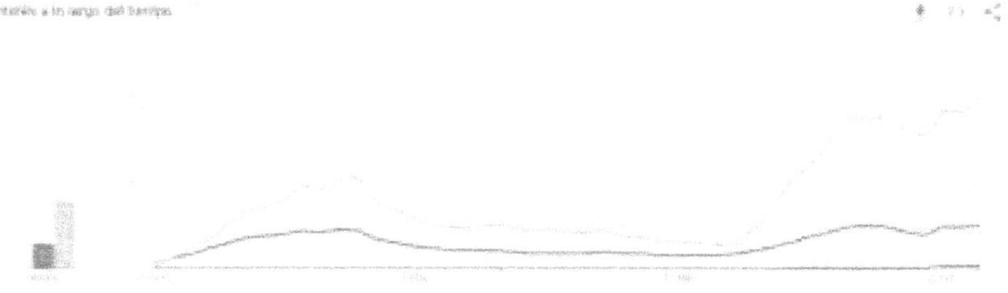

Ilustración 6 Términos en Google relacionados con el COVID

En la gráfica anterior se puede observar cómo ha existido un momento inicial de interés tanto en los términos de Virus y Coronavirus entre el 20 al 31 de enero, perdiendo progresivamente interés en las búsquedas hasta el 20 de febrero donde el interés se incrementa exponencialmente en el término de Coronavirus.

Centrándonos en este último término el país que más ha buscado en Google ha sido Italia, seguido de Singapur y Suiza, ocupando España el quinto puesto, y Estados Unidos el decimonoveno de los 64 países de los que se tienen datos (ver Ilustración 7).

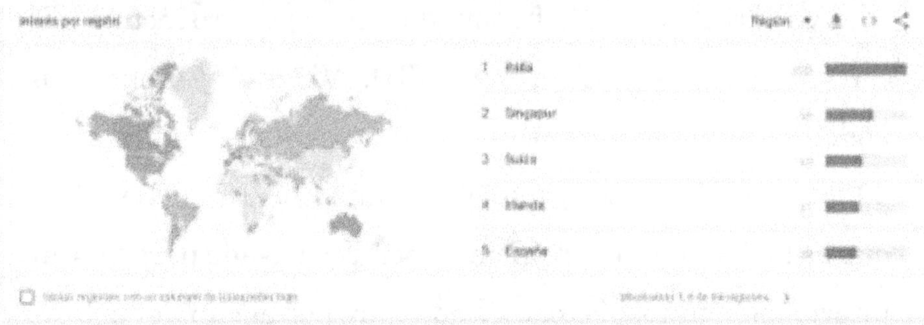

Ilustración 7. Búsqueda de Coronavirus por países

Datos que sí se corresponde con el número de casos de contagiados crecientes, a excepción de Irlanda donde se podría hablar de un alarmismo social por encima de los datos reales de casos en dicho momento.

La denominación del COVID-19

Uno de los problemas de los psicólogos sociales es conseguir la fidelidad de los clientes a una marca, siendo esta la que usamos para identificar a una determinada persona, producto o empresa. Normalmente cuando pensamos en una compañía como Coca-Cola, McDonald o Ikea, lo solemos hacer con respecto a los productos que venden. Si nos fijamos en otras marcas como U.P.S., Iberia o Microsoft lo hacemos sobre los servicios que ofrecen.

Algo que va a influir decisivamente en la adquisición del producto o servicio en cuestión, ya no sólo basado en nuestro propio criterio, si no en la influencia de la opinión de los demás y de los medios de comunicación a través de la publicidad.

Igualmente, cuando pensamos en Stephen Hawking, Barack Obama o Rafael Nadal ya no lo hacemos ni en productos ni en servicios, si no por su Personal Branding o marca personal que han desarrollado gracias a sus carreras científicas, políticas o deportivas respectivamente, es decir, se van asociando aspectos emocionales a la marca, la cual puede ir ligada a una persona, empresa e incluso localidad.

Pues lo mismo pasa cuando se ha de denominar a las "desgracias", tal y como sucede a la hora de designar a los ciclones tropicales que anualmente castigan buena parte del Caribe y Norteamérica.

Según informa la Organización Mundial de Meteorología (World Meteorological Organization, 2020), estos nombres siguen unos listados preestablecidos que van rotándose, quedando en el recuerdo de muchos los efectos del huracán Katrina del 2005 o de Ike del 2008.

Luego en principio estos nombres no guardan ninguna relación con la fecha en la que se produce, la violencia o las zonas más afectadas, entre estos los hay en inglés o español (por ejemplo, Barry o Gonzalo respectivamente), masculinos o femeninos (por ejemplo, Lorenzo o Laura respectivamente), pero ¿tiene alguna incidencia en la población la denominación de los ciclones tropicales?

Esto es lo que se ha tratado de averiguar con una investigación realizada desde el Departamento de Administración y Empresas; junto con el Departamento de Psicología, del Instituto de Investigación de Comunicaciones y el Laboratorio de Investigación de Encuestas sobre la Mujer y Género de la Universidad de Illinois; junto con el Departamento de Estadística de la Universidad Estatal de Arizona (EE.UU.) (Jung, Shavitt, Viswanathan, & Hilbe, 2014).

En el estudio se analizaron las consecuencias climáticas de los huracanes en EE. UU. durante las últimas seis décadas diferenciándolos en función del nombre masculino y femenino, encontrando primeramente que aquellos que tenían nombres femeninos habían sido los que habían conllevado mayores efectos destructivos y de fallecimientos entre la población.

Hay que recordar que la lista de nombres está prefijada y que su asignación es consecutiva, por lo que a priori no existe ninguna relación entre el género del nombre y su violencia, por ello lo más sorprendente del estudio es que pasaron una lista de nombres de huracanes, 5 masculinos y 5 femeninos a 346 participantes, para que valorasen mediante escala tipo Likert de 1 a 7 hasta qué punto consideraban violento cada uno de los huracanes de la lista.

Los resultados muestran que los huracanes de nombres masculinos tendían a valorarse como más destructivos que los de nombre femenino, independientemente del género de los participantes.

Lo que permitió entender por qué en ocasiones ante los avisos de las autoridades se suele hacer más o menos caso en cuanto a prevención se refiere, por ejemplo, simplemente porque el nombre asignado sea masculino o femenino.

En cambio, en la denominación de las enfermedades en el ámbito de la salud suelen indicarse con unas siglas que guardan relación con alguna característica identificativa del sitio, síntomas o consecuencias.

Así y dentro de la familia de los coronavirus han existido con anterioridad diversos brotes como en el caso del SARS-CoV surgido en China en el 2002 cuyas siglas se corresponden al Coronavirus del Síndrome Respiratorio Agudo Grave y que hace referencia a su sintomatología; el MERS-CoV que surgió en Arabia Saudita en el 2012 y cuyas iniciales en inglés hacen referencia al Coronavirus del Síndrome Respiratorio de Oriente Medio, en donde se describe la sintomatología y la localización; y el COVID-19 surgido en el 2019 en China cuyas siglas en inglés hacen referencia a la Enfermedad del Coronavirus del 2019, sin hacer ninguna indicación a la sintomatología ni a la localidad en donde surgió.

Hay que tener en cuenta que el término de COVID-19 no ha sido el primero en emplearse para esta enfermedad sino que ha sido un cambio introducido casi dos meses después de que surgiese el primer caso notificado a la O.M.S., lo que ha llevado a algunos a plantear que las motivaciones de modificarlo incorporando un nombre "oficial" podría haber sido realizado para evitar las consecuencias económicas negativas que conlleva asociar un tipo de enfermedad con una región o población (@radioyskl, 2020) (ver Ilustración 8).

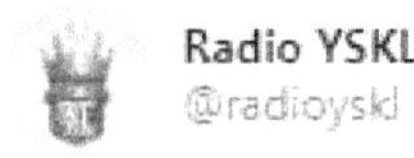

Radio YSKL
@radioyskl

El director de la Organización Mundial de la Salud (OMS), Tedros Adhanom Ghebreyesus, anunció que se cambió el nombre del coronavirus a "COVID-19". Una abreviación de la enfermedad que causó la muerte de más de 1.000 personas.
La primera vacuna "podría estar lista en 18 meses".

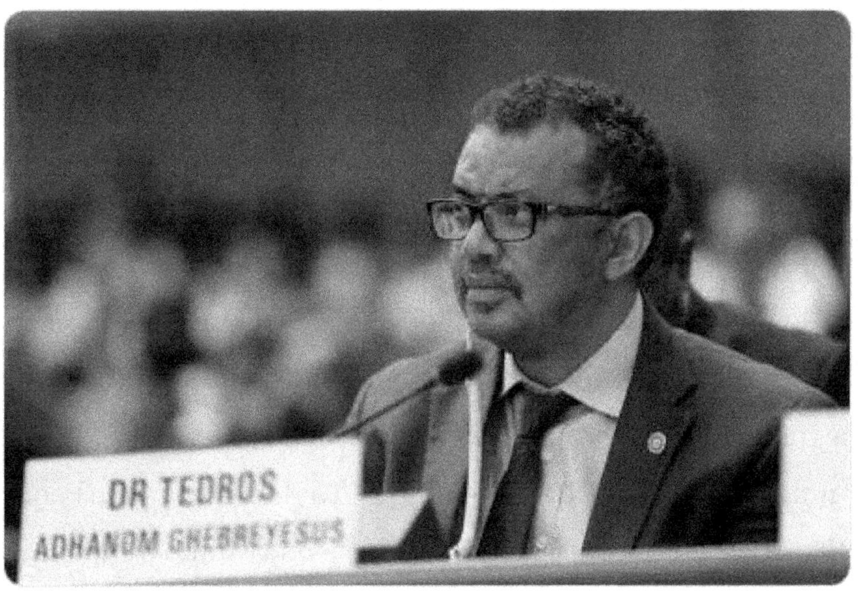

7:22 p. m. · 11 feb. 2020 · Twitter Web App

Ilustración 8. Tweet Denominación del COVID-19

De esta forma se pretendería eliminar las denominaciones de "virus de China" o "virus de Wuhan", términos que apuntan directamente al foco del origen de la infección.

Una deferencia hacia China que algunos profesionales de la salud denuncian, por no haberse tenido la misma consideración con otras poblaciones como en el caso del Coronavirus del Síndrome Respiratorio de Oriente Medio.

Tal y como se ha podido mostrar en el apartado anterior, a pesar de que se haya dado una denominación oficial de COVID-19, la población ha seguido usando las denominaciones de Virus y especialmente Coronavirus para informarse sobre la sintomatología, medidas de prevención o extensión de la enfermedad, y aunque todavía es pronto para comprender el motivo por el que ha "fallado" la denominación oficial, hay que tener en cuenta que para crear una marca nueva y conseguir que se adhieran a ella se han de atender a una serie de variables, tal y como se ha analizado desde la Universidad de Taylor (Malasia) (Poon, 2016) con una investigación donde se ha tratado de conocer las motivaciones del éxito de determinadas marcas frente al resto, para ello se seleccionaron una lista de cincuenta productos de uso diario más vendido, de las dos principales empresas comercializadoras, para comprobar los efectos de la marca.

Después de analizar los mensajes, panfletos y publicidad que sobre esas dos marcas se difunden por los medios de comunicación y por las redes, se encontró mediante la aplicación del análisis textual y el método interpretativo, que estas marcas se sustentaban sobre dos pilares para mantener la fidelidad de sus clientes.

El primero de ellos, es la capacidad de generar emociones positivas; y el segundo fue, el de la estética de la honestidad, es decir, parecer que el producto en realidad sirve para lo que indica, manteniendo los estándares de calidad publicitados.

Al respecto indicar que la O.M.S. junto con UNICEF son las agencias internacionales mejor valoradas a nivel mundial según encuesta de WIN/Gallup International (O.N.U., 2014), mostrándose cómo el 72% de los entrevistados tenían buena opinión de estos organismos.

Por lo que se esperaría que los ciudadanos empleasen este término de búsqueda, aunque hay que tener en cuenta que el anuncio de su denominación se produjo el 11 de febrero (ver Ilustración 8), mientras que la preocupación a nivel mundial se inició casi un mes antes, el 20 de enero, lo que ha dado cierta tendencia de búsqueda entre los usuarios que siguen usando los términos Virus o Coronavirus (@CSIC, 2020) (ver Ilustración 9).

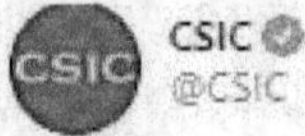

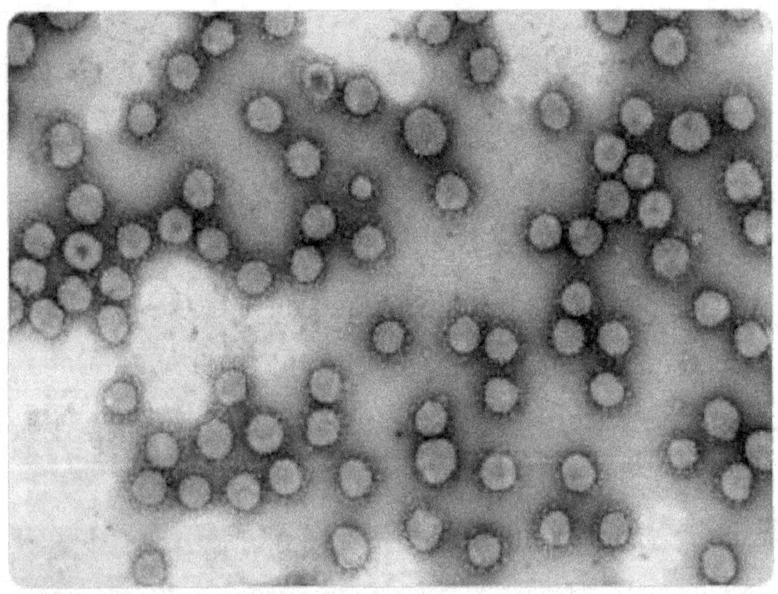

Ilustración 9. Tweet Imagen del COVID.19

La adopción de medidas de salud

Uno de los fenómenos más difíciles para la ciudadanía es en cuanto a la adopción de hábitos saludables los cuales requieren de cierto tiempo para entender, comprender y asumir.

A diferencia de otros fenómenos como las modas que son capaces de movilizar a la población, cuando se trata de salud, las autoridades se encuentran en ocasiones con un éxito relativo en cuanto a campañas de toma de conciencia se refiere, tal es así que estas campañas orientadas a recomendar asumir costumbres o hábitos saludables suelen ir acompañadas de prohibiciones e incluso de sanciones para aquellos que no cumplen con lo estipulado.

A pesar de lo cual, a la población le cuesta mucho ver los "beneficios" a corto plazo y con ello su "interés" y motivación por la adopción de nuevos hábitos se reduce e incluso no se hace, incumpliendo así las recomendaciones de las autoridades.

Si bien la salud es un aspecto que preocupa a la sociedad, en cuanto a la prevención se refiere, esta no siempre es comprendida y aceptada de la misma forma, sobre todo cuando se trata de adoptar algunas conductas que van contra la "costumbre" (@MinInteriorAR, 2020) (ver Ilustración 10).

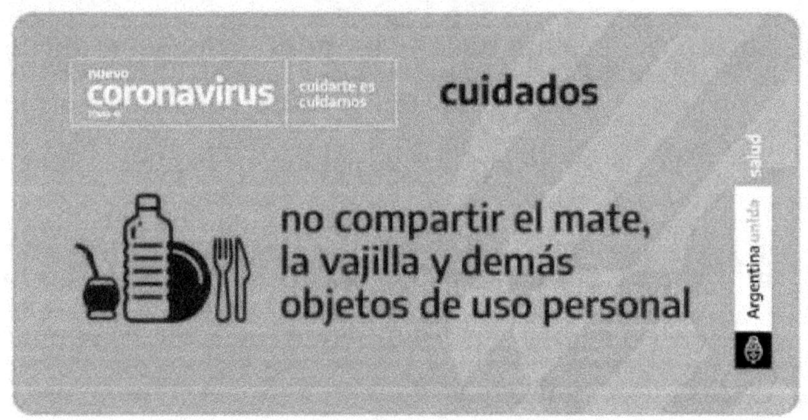

Ilustración 10 Tweet Prohibición de Hábitos

En el caso del COVI-19 se ha solicitado a la población el tener que "abandonar" algunas costumbres y adoptar otras nuevas, aspecto que al ir en contra de la tendencia de la "rutina", ha hecho que a muchos en un primer momento les costase adoptar estas medidas recomendadas.

Esto es debido a que, en ocasiones, a pesar de las indicaciones médicas la población no asume los riesgos para su salud de determinadas conductas, aspecto que ya se ha observado con anterioridad, así una de las actividades de belleza que más han aumentado en los últimos años en determinados países es el bronceado artificial con rayos UVA.

En algunos sitios el estar bronceado ha sido señal de estatus social o de ocio, así, uno puede venir de sus vacaciones moreno, después de haber disfrutado unos días en la playa, mientras que el resto de la oficina mantiene su color, por no haber sido tan afortunado.

Y, al contrario, en otras localizaciones, el estar moreno es señal de no gozar de un estatus social alto, ya que el sol quema la piel de los trabajadores del campo dándole ese color característico, mientras que otros trabajos menos pesados no dejan esa "huella" en el organismo, pudiéndose así convertir en una señal de diferenciación del estatus económico del consumidor, entre aquellos que se lo pueden "permitir" y los que no.

En la sociedad occidental actual, predomina la primera aproximación, es decir, las personas se sienten bien consigo mismas exhibiendo un bronceado, algo que requiere de tiempo y en algunos casos dinero.

Para solucionar esta demanda han surgido una serie de establecimientos que cuentan con lámparas de rayos UVA que producen el mismo efecto sobre la piel, tras una o varias sesiones de exposición.

Es decir, mediante este sistema de rayos UVA se consigue la misma apariencia de moreno que si se hubiese ido de vacaciones y disfrutado de un tiempo de relax en la playa tumbado bajo los rayos del sol.

Con lo que a nivel social se pueden obtener los "beneficios" de la consideración de un mayor estatus económico, simplemente pasando unos minutos dentro de estos aparatos.

A pesar de la popularización de este sistema, en los últimos años se han ido acumulando investigaciones médicas que han encontrado asociaciones entre el uso excesivo de rayos UVA con la aparición de cáncer de piel, es decir, el uso frecuente y sobre todo el abuso por parte de los usuarios de ese tiempo de bronceado, puede provocar enfermedades en la piel, con lo que se está poniendo voluntariamente en riesgo a la salud (@adgs125, 2019) (ver Ilustración 11).

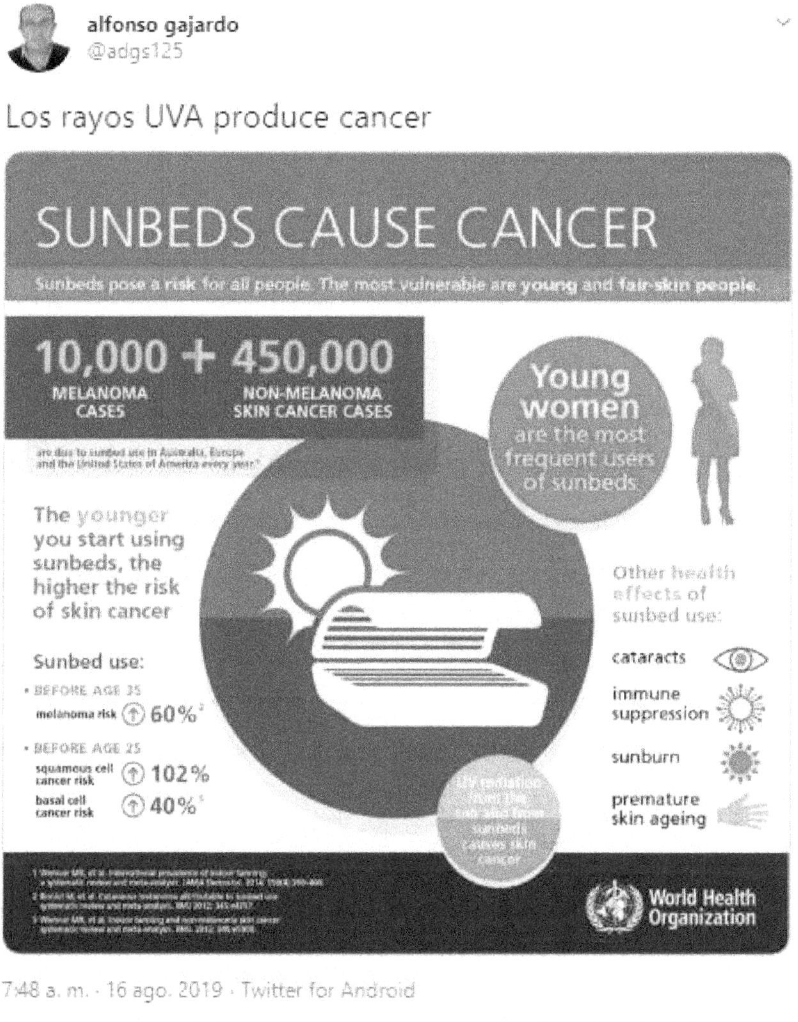

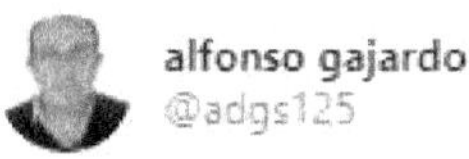

Los rayos UVA produce cancer

7:48 a. m. · 16 ago. 2019 · Twitter for Android

Ilustración 11 Tweet Relación Rayos UVA y Cáncer

Al respecto y para comprobar los riesgos psicológicos del uso de los rayos UVA se ha llevado a cabo una investigación realizada por el Departamento de Dermatología, Facultad de Medicina Warren Alpert; el Departamento de Epidemiología, Escuela de Salud Pública; el centro médico de Providence VA; y el Departamento de Psiquiatría y Comportamiento Humano, Escuela de Medicina Warren Alpert, Universidad de Brown; junto con la División de Medicina de la Red, Departamento de Medicina, del Hospital Brighamand; el Departamento de Nutrición y el Departamento de Epidemiología de la Escuela de Salud Pública de Harvard; junto con la División de Medicina del Adolescente, del Hospital Infantil de Boston; el Departamento de Dermatología, Hospital de Rhode Island (EE.UU.) junto con el Departamento de Ciencias de la Salud Ocupacional y Ambiental, Facultad de Salud Pública, Universidad de Pekín (China) (Li et al., 2017).

En el estudio participaron 67.910 mujeres con edades comprendidas entre los 25 a 35 años, las cuales respondieron sobre la frecuencia de uso de las salas de rayos UVA, igualmente, y para conocer si existía relación entre el uso de rayos UVA con otras psicopatologías se las administró el Yale Food Addiction Scale (Flint et al., 2014), para detectar la presencia de síntomas asociados a

Trastornos de la Alimentación; así mismo se tomó en cuenta la presencia o no de depresión del historial clínico de los participantes.

Los resultados muestran una relación significativa entre la presencia de depresión y un mayor uso de rayos UVA, igualmente muestran una relación significativa entre el abuso de rayos UVA y la presencia de sintomatología asociada a Trastornos de la Alimentación, especialmente con la Anorexia.

Como cualquier otra actividad, el uso de este tipo de servicios puede considerarse normales, a excepción de que se "pierda el control" y se convierta en adicción, es decir, que se realiza por sí mismo y no por los beneficios que eso puede acarrear, pasando de ser un medio a ser un fin en sí mismo, a esto es a lo que se denomina adicción comportamental hacia el bronceado o Tanorexia.

En este caso, la sintomatología depresiva parece jugar un papel fundamental en la formación o mantenimiento de esta adicción a los rayos UVA, como si la persona intentase "compensar" su estado de ánimo con dar una "mejor" imagen de sí misma a los demás.

Anteriores investigaciones habían informado de relaciones significativas entre los Trastornos de la Alimentación y la sintomatología Depresiva, pero en este caso, dicha relación está mediada por una adicción comportamental como es el abuso de los rayos UVA.

Según las conclusiones del estudio hay pues que tener cuidado con estas personas que abusan de los rayos UVA porque puede ser parte de una sintomatología Depresiva y sufrir Anorexia.

A pesar de estos resultados y de los problemas de salud asociados al cáncer de piel anteriormente comentados, a la ciudadanía le cuesta abandonar este tipo de costumbres, ya que proporciona un beneficio a corto plazo como es el color del bronceado, infravalorando los perjuicios a largo plazo sobre la salud.

Una actitud que se ve también en otros hábitos poco saludable o que conllevan perjuicios a largo plazo, donde el consumidor "asume" el riesgo centrado en el beneficio a corto plazo, a pesar de las advertencias de las autoridades, así desde hace unos años los gobiernos de medio mundo están realizando esfuerzos por detener el consumo de tabaco. Además las autoridades han tenido que "luchar" en contra de los hábitos mostrados a través de películas y los medios de comunicación, lo que lo ha convertido en las últimas décadas en un hábito aceptado socialmente, a pesar de sus efectos nocivos sobre la salud de quien lo consume y de las personas de su alrededor, en lo que se conoce como fumador pasivo (@CNPT_E, 2017) (ver Ilustración 12).

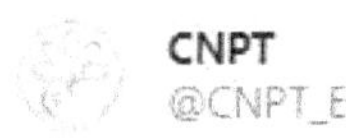

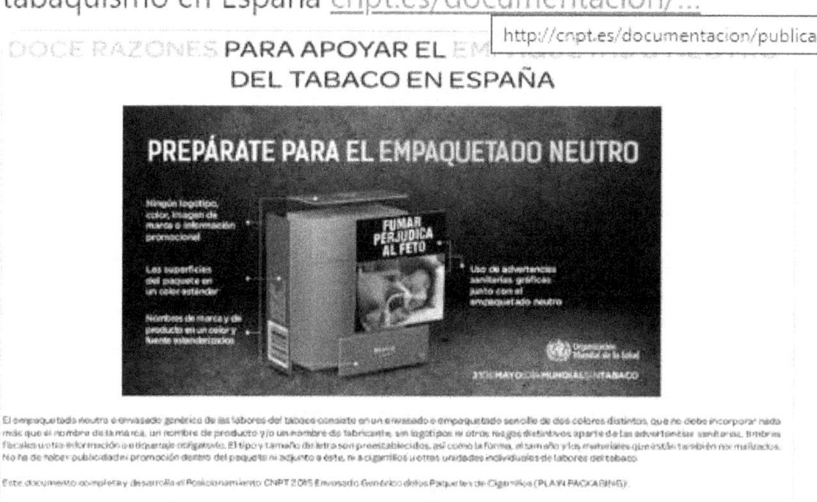

Ilustración 12 Tweet Prohibición Publicidad Tabaco

Si bien las medidas adoptadas han sido más bien disuasorias, poniendo todo tipo de trabas para su consumo, sin prohibirlo, limitándolo a determinadas áreas especialmente diseñadas para ello, subiendo el precio de las cajetillas o incluyendo en ellas imágenes sobre sus efectos negativos en la salud.

A pesar de lo anterior, algunos gobiernos han ideado dar un paso más y emplear los mismos mecanismos que durante años sirvieron para la difusión e incentivo del consumo de tabaco, la publicidad televisada, pero ¿son efectivos los anuncios contra el tabaco?

Esto es lo que ha tratado de averiguarse con una investigación realizada desde el Departamento de Educación, Universidad Nacional de Seúl y el Departamento de TESOL, Universidad de Hankuk de Estudios Extranjeros (Corea del Sur); junto con la facultad de Enfermería e Innovación de Salud, Universidad Estatal de Arizona; y el Departamento de Psicología, Universidad Jesuita de Wheeling (EE.UU.) (Wilson et al., 2017).

En el estudio participaron 58 estudiantes universitarios, los cuales se dividieron en dos grupos, donde el primero visionaría dos anuncios publicitarios antitabaco centrados en las emociones; mientras que el otro grupo, visionaría dos anuncios antitabaco con información lógica sin que se abordase el aspecto emocional.

Todos los participantes pasaron antes y después del visionado por tres pruebas, una relativa a los procesos de cambio, otra sobre la sintomatología depresiva y la tercera sobre la autoestima.

Los resultados muestran que no existen diferencias significativas pre y post el visionado de los anuncios, ni para el anuncio emocional ni para el lógico, en ninguna de las variables evaluadas, es decir, los estudiantes parecen no atender a la información que se les ofrece sobre los perjuicios del consumo de tabaco.

Entre las limitaciones del estudio se encuentra la selección de la población, es cierto que esta publicidad se dirige a evitar que los jóvenes se inicien en este consumo, pero la edad de inicio en muchos países ronda los 14 años, luego tendría que ser esa la edad de selección de los participantes y no los universitarios.

A pesar de lo anterior hay que tener en cuenta que el efecto de la publicidad se basa principalmente en la repetición de la emisión de los anuncios, tanto que hasta se llega a aprender el mismo, por lo que el visionado en una sola vez de dos anuncios explicaría el insuficiente efecto de este sobre las conductas hacia el tabaco, la autoestima o la sintomatología depresiva.

En el caso concreto del COVI-19 y para sorpresa de algunos usuarios se ha adoptado una medida sin precedente donde se ha prohibido realizar publicidad con respecto al juego.

La idea es que como los ciudadanos pasan mucho tiempo confinados en su casa, el juego por ordenador no "enganche" a dichos usuarios, lo que los puede llevar no sólo a la adicción, sino también a la ruina económica en caso de que las apuestas sean monetarias.

Si bien para la población puede no parecer prioritaria adoptar esta medida, considerando que existen otras preocupaciones en tiempo de crisis sanitaria el gobierno lo ha asumido en prevención de un aumento de casos de adicción al juego, pero sobre todo en prevención de las consecuencias económicas negativas que ello puede traer consigo, no solo en cuanto al estado de ánimo, pudiendo conducir a sufrir Depresión Mayor, sino que dicha ruina puede llevarle hasta el suicidio.

Tal es la importancia de evitar las adicciones comportamentales, especialmente en las etapas tempranas, ya que luego es difícil de desengancharse, es decir pasado el confinamiento, el nuevo adicto seguirá jugando, de ahí la importancia de adoptar esta medida para la prevención de los aspectos negativos sobre la salud física y mental de estos potenciales jugadores (@consumogob, 2020) (ver Ilustración 13).

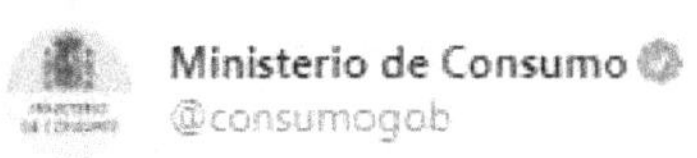

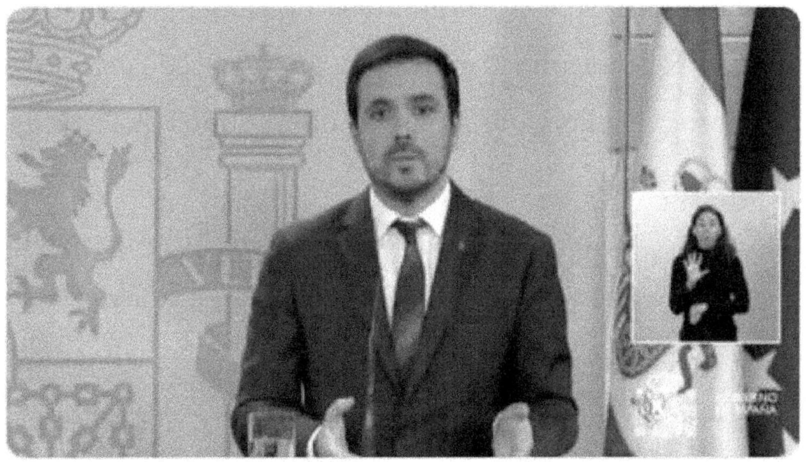

Ilustración 13 Tweet Prohibición Publicidad de Juego

A pesar de poderse pensar que este tipo de medidas pueden ser "exagerada" o estar fuera de lugar, la realidad es que nuestro comportamiento económico está regido por multitud de variables internas y externas, así cuando uno piensa en compras lo suele hacer con respecto al precio de las cosas, pero ¿hasta qué punto estamos dispuestos a gastar por comprar algo?

De esta y otras preguntas similares se encarga la Psicología del Consumidor, una rama de estudio que analiza el comportamiento de la persona ante una tarea de decisión económica más o menos compleja.

El prototipo de estas investigaciones son los juegos de azar, es decir, una situación en que se puede ganar o perder dinero en función de unas probabilidades que manipula el investigador.

Así se ha podido conocer que hay personas más conservadoras en sus juicios de valor mientras que otras asumen más el riesgo; igualmente se ha visto cómo estas variables personales se ven modificadas cuando se está sometido al consumo temporal o continuado de determinadas sustancias adictivas.

Con las bases de este tipo de investigación se analizan otras variables que pueden estar implicadas en asumir un mayor o menor coste económico, tal y como puede ser la obesidad, pero ¿existen diferencias en cuanto a lo que estamos dispuestos a pagar en función de si se padece o no sobrepeso?

Esto es lo que ha tratado de averiguarse con una investigación realizada desde la Unidad de Economía Agroalimentaria, Centro de Investigación y Tecnología Agroalimentaria de Aragón, Instituto Agroalimentario de Aragón, Universidad de Zaragoza (España) junto con el área de Recursos Económicos, Agrícolas y de Alimentación, Universidad Estatal de Michigan (EE. UU.) (de-Magistris, López-Galán, & Caputo, 2016).

En el estudio participaron 309 adultos, los cuales fueron separados en cuatro grupos, según tuviesen o no sobrepeso, considerado este como aquellos que tenían un índice de masa corporal mayor a 30 kilos entre la altura al cuadrado; según aceptasen o no su propia imagen en el espejo para lo que se empleó el cuestionario estandarizado Body Image State Scale (Cash, Fleming, Alindogan, Steadman, & Whitehead, 2002), con lo que se formaron cuatro grupos, sin sobrepeso con aceptación de su imagen; sin sobrepeso sin aceptación de su imagen; con sobrepeso con aceptación de su imagen y con sobrepeso sin aceptación de su imagen.

El estudio consistía en que los participantes pasaban por delante de unas patatas normales o light y tenían que indicar hasta qué punto estaban dispuestas a pagar por adquirirlas entre cuatro precios preestablecidos.

Los resultados muestran que los obesos con una mala imagen de sí mismos son los que están dispuestos a pagar el máximo precio por una bolsa de patata light, indicando con ello que cuando estamos dispuestos a pagar por algo no depende únicamente del precio, tal y como cabría entender por la ley de la oferta y la demanda, muy al contrario, se han de tener en cuenta otras variables como las fisiológicas (obesidad) y psicológicas (imagen personal). Por tanto, y basado en estos resultados, el dinero que puede llegar a invertir un jugador en tiempos de cuarentena no va a regirse por la lógica o la razón, atendiendo a sus ingresos y gastos, sino que puede llevar a un comportamiento de gasto desorbitado, sin tener en cuenta las consecuencias futuras, lo que le puede acarrear la ruina económica, de ahí que esta medida haya sido tan bien acogida entre las asociaciones contra la ludopatía, y si bien la medida adoptada mediante una prohibición quizás pudiese parecer no ser la mejor manera de "educar" a la población, la experiencia con otro tipo de intervenciones en el ámbito de la salud han demostrado que los cambios en ocasiones son muy lentos a pesar de los grandes esfuerzos invertidos en ello, así a día de hoy, por ejemplo todavía queda mucho por hacer para erradicar la el problema que supone la obesidad en el mundo (@ONU_es, 2019) (ver Ilustración 14).

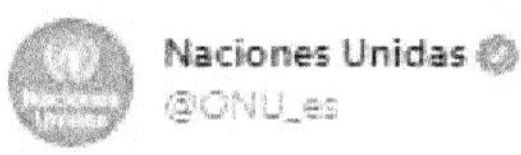

La obesidad es uno de los principales desencadenantes de la diabetes.

América tiene más del doble de adultos con sobrepeso que el promedio mundial. Aprende más sobre los factores de riesgo en este #DíaMundialDeLaDiabetes : paho.org/hq/index.php?o...

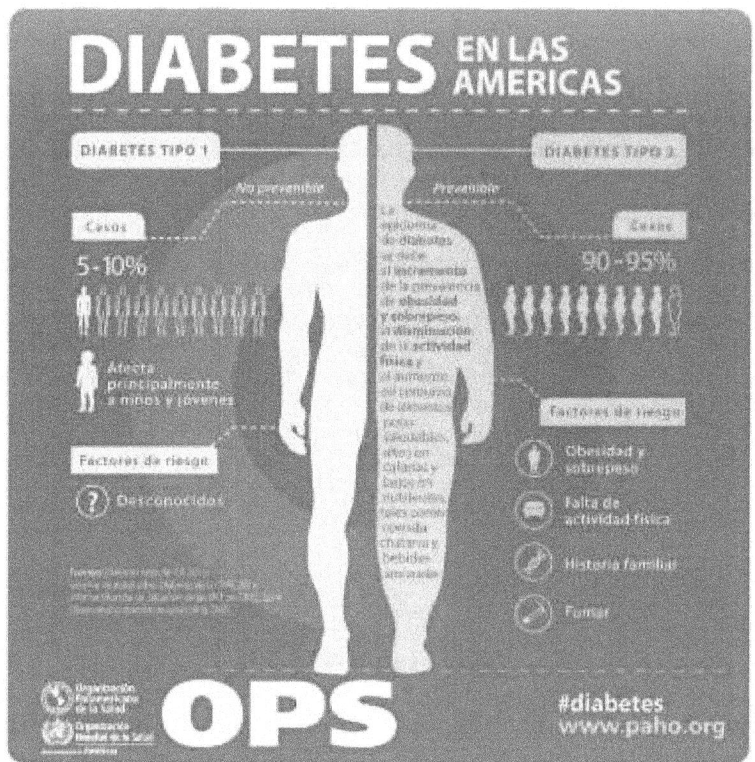

11:01 a. m. - 14 nov. 2019 - TweetDeck

Ilustración 14 Tweet Consecuencias de la Obesidad

Este es un problema de salud pública que cada vez afecta a más países, ya sean estos del "primer mundo" o de los que están en vías de desarrollo.

Algo que ha dejado invalidadas las teorías explicativas sobre la superabundancia y la facilidad de acceso a la comida como motivaciones de dicha obesidad, que cada vez aparece a edades más tempranas.

Actualmente se están contemplando teorías de corte social para explicar cómo poblaciones con limitados recursos alimenticios, como son los países en vías de desarrollo, sufren iguales índices de obesidad entre adultos y pequeño.

Aunque sus efectos no son tan evidentes como otros problemas de salud pública, como el tabaquismo o el alcoholismo, tiene multitud de consecuencias, sobre todo en la calidad de vida del paciente, que se ve poco a poco limitado en su actividad física, a la vez que se acumula la grasa en su cuerpo.

Para luchar contra este problema, se han hecho esfuerzos por "educar" desde la infancia para que los niños aprendan a llevar una alimentación saludable, igualmente y de forma complementaria a lo largo de secundaria y a nivel universitario muchos centros imparten formación específica sobre la buena alimentación, resaltando los trastornos asociados que pueden presentarse tales como la anorexia o la obesidad entre otros, pero ¿deben de modificarse los programas de salud asociados a la obesidad?

Esto es lo que ha tratado de averiguarse desde la Universidad de Calgary junto con los Servicios de Salud de la Universidad de Alberta (Canadá) (Russell-Mayhew et al., 2016).

En el estudio se analizaron 67 programas de toma de conciencia sobre los problemas de la alimentación impartidos en secundaria y universidad, repartido por todo el país, con lo que se analizó el contenido de cada uno de estos cursos para comprobar el modo en que se trataba el problema específico de la obesidad.

Los resultados muestran una total descoordinación entre ellos, en cuanto a la temática y la forma de abordarlo, así únicamente el 30% contemplaban la obesidad como un problema de salud pública.

Estando el 85% de los mismos orientados a temáticas de enfermería en el ámbito de su desempeño laboral; mientras que únicamente un 15% de los programas incluía información sobre promoción de la salud mediante nutrición y ejercicios adecuados, siendo escasos los programas que resaltan los problemas sociales y de discriminación que sufren este tipo de pacientes con obesidad.

Hay que tener en cuenta que la toma de conciencia entre la población es el primer paso para lograr algún tipo de cambio social, pero si los programas que se supone, van encaminados a dicha labor, se muestran insuficientes, difícilmente se va a conseguir paliar el problema de la obesidad, pues lo mismo sucede cuando se quieren cambiar los hábitos comportamentales o prevenir las adicciones futuras donde es importante dar una información clara y precisa haciendo especial hincapié en los aspectos psicológicos que van a mediar, de forma que la persona comprenda que aquello se le dice por su bien y su salud futura.

Listado de Ilustraciones

Tweets referenciados

@adgs125. (2019). Alfonso Gajardo en Twitter: "Los rayos UVA produce cancer https://t.co/iI5wbJdMCn" / Twitter. Retrieved April 4, 2020, from https://twitter.com/adgs125/status/1162239591237079041

@CNPT_E. (2017). CNPT en Twitter: "El #EmpaquetadoNeutro elimina la publicidad del tabaco y ayudaria a reducir la prevalencia del tabaquismo en España https://t.co/F3gWsuRIgW https://t.co/CDGucMDvx3" / Twitter. Retrieved April 4, 2020, from https://twitter.com/CNPT_E/status/885086317775925251

@consumogob. (2020). Ministerio de Consumo en Twitter: "?El ministro de Consumo, @agarzon: "En materia de juego hemos detectado que había un creciente consumo de juego de apuestas online. Por eso hemos prohibido la publicidad del juego en cualquier soporte publicitario, con. Retrieved April 4, 2020, from https://twitter.com/consumogob/status/1245327935768313857

@CSIC. (2020). CSIC en Twitter: "El nuevo #coronavirus se llama SARS-CoV-2 y la enfermedad que causa es la COVID-19 (Coronavirus Disease 2019). En la imagen, virus de la familia Coronaviridae, a la que pertenece el nuevo coronavirus. (Foto tomada por el virólogo Luis En. Retrieved April 4, 2020, from https://twitter.com/CSIC/status/1236045267947970561

@MinInteriorAR. (2020). Ministerio del Interior en Twitter: "Cuidá tu salud y la de tu familia. Recordá siempre no compartir el mate, la vajilla y demás objetos de uso personal. Conocé más en https://t.co/EA3CGrbV1U #ArgentinaUnida #CuidarteEsCuidarnos https://t.co/9OefkoFYX7" /. Retrieved April 4, 2020, from https://twitter.com/MinInteriorAR/status/12438704524574 26946

@NTN24ve. (2018). NTN24 Venezuela en Twitter: "Venezuela entra en la lista de países con crisis humanitaria encabezada por África https://t.co/yb0jKBntG6 https://t.co/mExcSuh9W9" / Twitter. Retrieved April 4, 2020, from https://twitter.com/NTN24ve/status/100558155571923763 3

@ONU_es. (2019). Naciones Unidas en Twitter: "La obesidad es uno de los principales desencadenantes de la diabetes. América tiene más del doble de adultos con sobrepeso que el promedio mundial. Aprende más sobre los factores de riesgo en este #DíaMundialDeLaDiabetes : htt. Retrieved April 4, 2020, from https://twitter.com/ONU_es/status/1194918142167932928

@radioyskl. (2020). Radio YSKL en Twitter: "El director de la Organización Mundial de la Salud (OMS), Tedros Adhanom Ghebreyesus, anunció que se cambió el nombre del coronavirus a "COVID-19". Una abreviación de la enfermedad que causó la muerte de más de 1.000 personas.

La p. Retrieved April 4, 2020, from https://twitter.com/radioyskl/status/1227296755986903040

Referencias

Cash, T. F., Fleming, E. C., Alindogan, J., Steadman, L., & Whitehead, A. (2002). Beyond body image as a trait: The development and validation of the body image states scale. *Eating Disorders, 10*(2), 103–113. https://doi.org/10.1080/10640260290081678

de-Magistris, T., López-Galán, B., & Caputo, V. (2016). The impact of body image on the WTP values for reduced-fat and low-salt content potato chips among obese and non-obese consumers. *Nutrients, 8*(12). https://doi.org/10.3390/nu8120830

Flint, A. J., Gearhardt, A. N., Corbin, W. R., Brownell, K. D., Field, A. E., & Rimm, E. B. (2014). Food-addiction scale measurement in 2 cohorts of middle-aged and older women. *American Journal of Clinical Nutrition, 99*(3), 578–586. https://doi.org/10.3945/ajcn.113.068965

Google Trend. (2020). COVID-19 - Explorar - Google Trends. Retrieved March 7, 2020, from https://trends.google.es/trends/explore?date=today 1-m&geo=ES&q=COVID-19

Johns Hopkins CSSE. (2020). Coronavirus COVID-19 (2019-nCoV). Retrieved March 7, 2020, from https://www.arcgis.com/apps/opsdashboard/index.html#/bd a7594740fd40299423467b48e9ecf6

Jung, K., Shavitt, S., Viswanathan, M., & Hilbe, J. M. (2014). Female hurricanes are deadlier than male hurricanes.

Proceedings of the National Academy of Sciences of the United States of America, 111(24), 8782–8787. https://doi.org/10.1073/pnas.1402786111

Li, W. Q., McGeary, J. E., Cho, E., Flint, A., Wu, S., Ascherio, A., … Qureshi, A. A. (2017). Indoor tanning bed use and risk of food addiction based on the modified Yale Food Addiction Scale. *Journal of Biomedical Research, 31*(1), 31–39. https://doi.org/10.7555/JBR.31.20160098

O.M.S. (2020). Coronavirus (COVID-19) events as they happen. Retrieved March 7, 2020, from https://www.who.int/emergencies/diseases/novel-coronavirus-2019/events-as-they-happen

O.N.U. (2014). La OMS y UNICEF son las agencias más respetadas en el mundo. Retrieved March 20, 2020, from Noticias ONU website: https://news.un.org/es/story/2014/05/1301751

Poon, S. T. F. (2016). Identifying and Comparing Mystery and Honesty as Emotional Branding Values in Brand Personality Design. *International Journal Of Recent Scientific Research, 7*(3), 9241–9248.

Russell-Mayhew, S., Nutter, S., Alberga, A., Jelinski, S., Ball, G. D. C., Edwards, A., … Forhan, M. (2016). Environmental Scan of Weight Bias Exposure in Primary Health Care Training Programs. *The Canadian Journal for the Scholarship of Teaching and Learning, 7*(2). https://doi.org/10.5206/cjsotl-rcacea.2016.2.5

Wilson, A., Kim, W., Raudenbush, B., Kreps, G., Kim, M., &

Wilson, A. L. (2017). The Effects Of Emotional Vs. Logical Anti-Smoking Advertisements On Smoking Discouragement, Depression And Self-Esteem. *Asian Journal of Educational Research*, 5(2). Retrieved from www.multidisciplinaryjournals.com

World Meteorological Organization. (2020). Tropical Cyclone Naming. Retrieved March 7, 2020, from https://public.wmo.int/en/About-us/FAQs/faqs-tropical-cyclones/tropical-cyclone-naming

Capítulo 2. Reacciones ante el COVID-19

Una de las mayores dificultades a las que se enfrentan las autoridades es sobre cómo manejar a la población de forma que cumplan con las recomendaciones e indicaciones encaminadas a superar un problema de salud con el menor número de contagiados y fallecidos.

Indicar que hay países que históricamente han sido más castigados que otros con respecto al padecimiento de un problema de salud pública, así en los países asiáticos y en los africanos han surgido en varias ocasiones brotes de mayor o menor gravedad, de ahí que en esos países la población tenga una mayor conciencia sobre la importancia del cumplimiento de las medidas establecidas por su gobierno, y por tanto estén mejor preparados para hacer frente a la enfermedad en comparación con aquellos países que hace mucho que no han tenido una emergencia sanitaria. Con respecto a las medidas recomendadas por parte de la O.M.S. para hacer frente a la propagación del COVID-19, se han realizado una serie de sugerencias que han sido divulgadas por los gobiernos a sus ciudadanos como medidas para prevenir la expansión del virus y con ello tratar de controlar el número de afectados (@minsalud, 2020) (ver Ilustración 15).

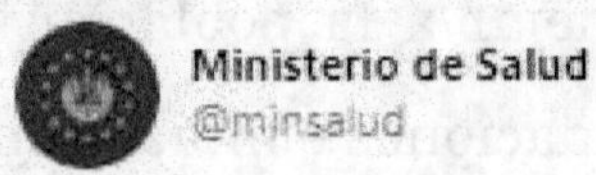

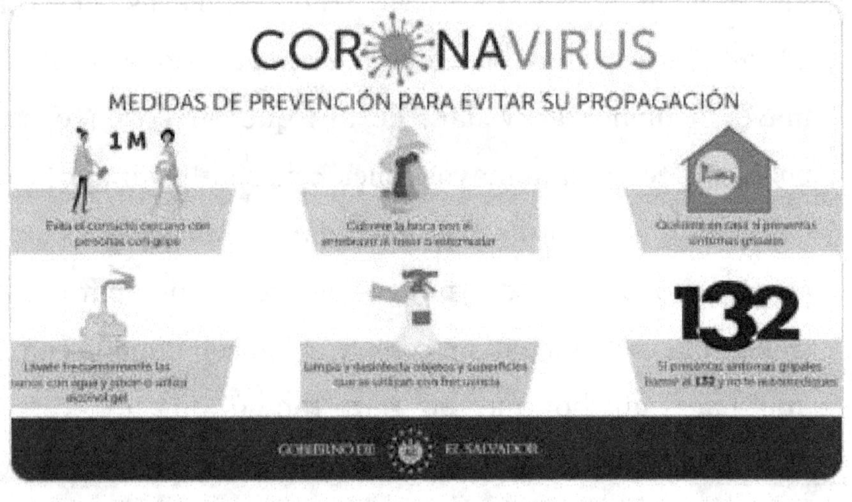

Ilustración 15 Medidas frene al COVID-19

Si bien estas medidas se presentan como básicas y esenciales, no tienen en cuenta un fenómeno descrito por la literatura como efecto IKEA, por el cual el consumidor se siente mejor y más realizado si lleva a cabo actuaciones de un nivel de dificultad medio con aquello que adquiere, como es el montaje de un armario prefabricado siguiendo las instrucciones incluidas.

Fenómeno descubierto al realizarse una investigación conjunta entre la Escuela de Negocios de Harvard, la Universidad de Yale y la Universidad de Duke (Norton, Mochon, & Ariely, 2012), cuando trataban de analizar por qué empresas como IKEA habían tenido tanto éxito en los últimos años.

Para ello después de comprobar multitud de variables, los investigadores se dieron cuenta que la implicación del cliente en las tareas de "construcción" a través del armado de elementos según un esquema previo a seguir, parece ser que crea cierto grado de satisfacción personal por haber completado una actividad creativa.

Para comprobarlo utilizaron varias tareas en donde participaban voluntarios, a los cuales se les solicitaba que valorasen económicamente el producto final, de cada una de las tareas encomendadas, ya fueran estas las más próximas a la actividad "natural" de un producto de IKEA, como la de armar una caja, frente a otras como la de hacer una figura de papel, empleando la técnica del Origami.

Los resultados informan que los "constructores" valoraban más su obra, siempre y cuando se les hubiese dejado concluir, incluso comparada con la realizada por expertos, que a pesar de poder quedar mejor no producían el mismo nivel de satisfacción.

Así pues, la implicación con aquello que se hace, se ha comprobado como incrementa el valor subjetivo de lo construido, con nuestras propias manos, incluso aunque no esté bien montado, frente a lo que podemos comprar ya armado.

Este efecto bautizado como efecto IKEA por la marca que popularizó el "hazlo tú mismo", ya se ha visto también en otras marcas y compañías que ofrecen esta experiencia creativa de participación en la construcción del producto final.

Es decir y basado en estos resultados, en la medida en que la población adopte acciones para frenar el contagio del COVID-19, y estas impliquen un nivel de dificultad medio, la ciudadanía se sentirá más satisfecha sintiendo que está contribuyendo efectivamente a la detención del avance de la enfermedad, en cambio, si únicamente se solicita a la población realizar acciones de dificultad baja como lavarse las manos o mantener la distancia, esto va a provocar cierto sentimiento de falta de implicación con respecto a dichas medidas de salud, ya que va a tener la sensación de que "todo está en manos del gobierno", pudiendo provocar con ello, no solo insatisfacción ante la situación, sino una falta de adhesión a dichas medidas.

Aspectos psicológicos que por desconocimiento o por falta de previsión por parte de las autoridades pueden estar detrás de que la eficacia de las campañas encaminadas a la adopción de conductas de salud sea limitada en muchos casos.

Así, y por ejemplo a la hora de adoptar medidas de confinamiento, lo cual no supone ninguna actividad "especial", ello puede llevar a un cierto sentimiento de desilusión, al pensarse que no se está haciendo nada mientras se ve que otros profesionales, principalmente los sanitarios y cuerpos y fuerzas de seguridad están trabajando en ocasiones por encima de sus posibilidades contra esta pandemia.

De ahí que cuando han surgido iniciativas particulares para contribuir desde el propio domicilio, por ejemplo entre los usuarios de impresoras en 3D para la impresión de equipos para los hospitales, o incluso en el caso de la elaboración de mascarillas, los ciudadanos se han volcado en dicha labor, con un sentimiento de que realmente ahora sí están haciendo algo para combatir los efectos negativos del COVID-19 (@Newtral, 2020) (ver Ilustración 16).

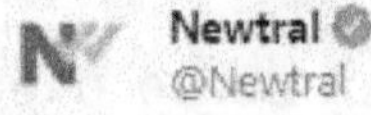

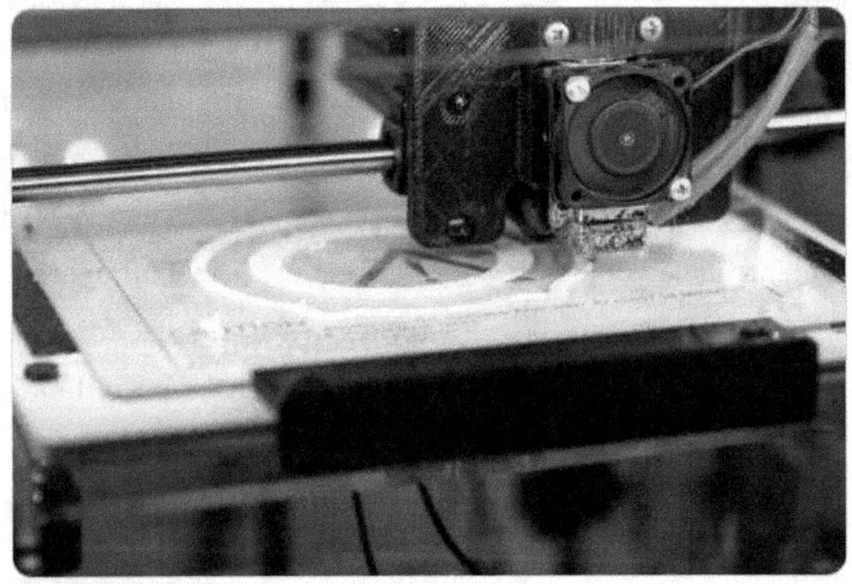

Ilustración 16 Tweet Voluntarios Impresoras 3D

Acciones solidarias que no han quedado ahí, ya que algunas personas de forma voluntaria y altruista se han organizado para realizar compras y repartirlas entre los domicilios de las personas mayores con lo que les evita que tengan que salir a la calle y se expongan al contagio, ya que según algunas estadísticas este es el colectivo más desprotegido ante los efectos negativos del COVID-19.

Si bien se está viviendo una situación excepcional, anualmente la población está expuesta al fenómeno de la gripe estacional, la cual tiene un importante efecto sobre todo entre los colectivos más desprotegidos, así con la llegada de la temporada de frío, los medios de comunicación siguiendo las indicaciones del Ministerio de Salud divulgan una serie de recomendaciones encaminadas a la prevención del contagio, además de informar sobre la conveniencia de vacunarse para evitar la gripe especialmente entre los grupos de riesgo, algo a lo que se está acostumbrado, pero que lleva detrás un gran trabajo de análisis psicológico sobre cómo responden los distintos colectivos.

Así las campañas encaminadas a aumentar entre la población la toma de conciencia sobre determinados hábitos saludables conlleva una planificación y estudio para conocer el objetivo perseguido y el destinatario de las mismas que suelen ser los colectivos con mayor riesgo, e intentar acercarlos lo más posible.

A este respecto se ha avanzado mucho en cuanto a la aplicación de técnicas de venta o publicidad como medio de "llegar" al ciudadano, pero cuando se trata de salud no es tan fácil.

Las grandes marcas, con una exposición repetida de anuncios pueden "facilitar" que adquiramos o compremos un producto o servicio, pero ¿funciona igual con la salud?

Cuando las instituciones de la salud como la O.M.S. o los departamentos de los gobiernos quieren implementar una campaña para fomentar hábitos saludables, ya sean de ejercicio, alimentación o de vacunación, se encuentran con un importante problema, el limitado efecto de sus campañas.

Entre las teorías explicativas está la "dificultad" que presentan los adultos para cambiar sus hábitos y costumbres, ya que existe una tendencia a repetir aquello que hemos aprendido sin cuestionarnos si es lo mejor o no, por lo que después de repetirlo año a año, si alguien trata de cambiarlo, va a existir una gran "resistencia" a pesar de que dicha recomendación sea en pro de la salud del usuario.

Así, y con vistas a solventar esta dificultad, algunas veces se opta por orientar dichas campañas hacia los más jóvenes, con el "deseo" de educarlos desde pequeños para que mantengan los buenos hábitos el resto de su vida (@maestrocarlosef, 2019) (ver Ilustración 17).

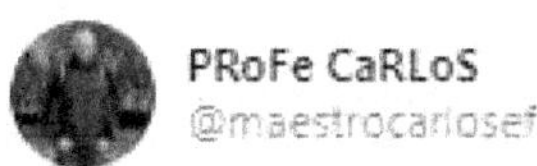

Y llegó el día, hoy 12 de noviembre de 2019 celebramos el Día contra la obesidad infantil desde el proyecto del @CaMiNoPieFCiToS con la campaña DA UN SALTO CONTRA LA OBESIDAD INFANTIL en la que llenaremos los centros educativos de combas sumando SALUD youtu.be/sK3S8VssznI

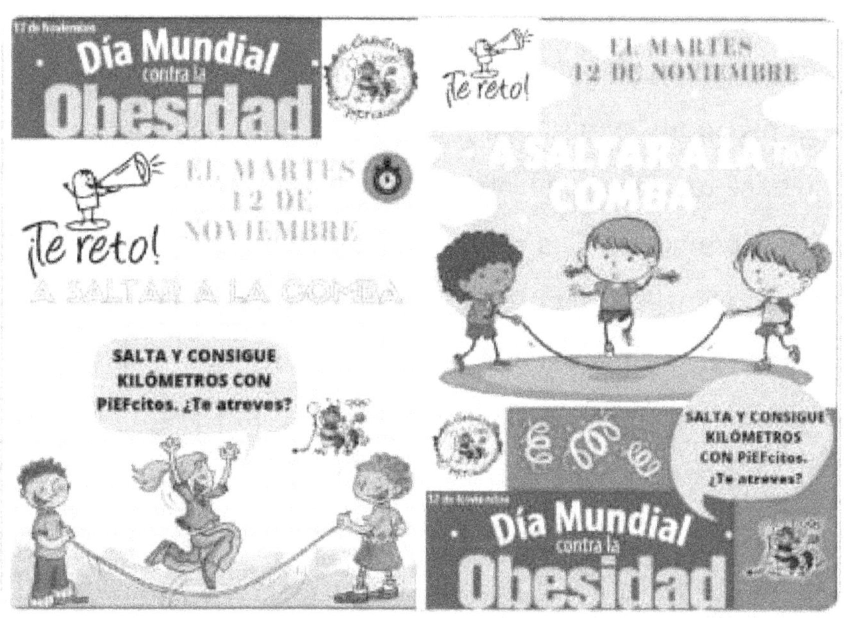

Consejo COLEF y 9 más

5:24 a. m. · 12 nov. 2019 · Twitter Web App

Ilustración 17 Tweet Campaña contra la obesidad infantil

La principal limitación de este tipo de intervenciones es que no se puede evaluar el beneficio a largo plazo, porque se requeriría de un seguimiento de años e incluso de décadas, para comprobar los cambios en la población.

Además, estas campañas deben de "luchar" contra todo tipo de creencias falsas o "habladurías" que se extienden a mayor velocidad que las propias campañas de toma de conciencia sobre los hábitos saludables.

Tal es el caso de las vacunas, y de cómo "se habla" sin ningún rigor sobre sus efectos en la aparición de trastornos como el Autismo; o en el caso de la vacuna de la gripe, que se piensa que "es cosa de mayores" o que "como ya se la puso hace un año sus efectos deben durar", pero ¿hasta qué punto son efectivas las campañas de vacunación?

Esto es precisamente lo que ha tratado de averiguarse con una investigación realizada conjuntamente desde el Departamento de Salud y Ciencias del Comportamiento de la Universidad de Denver Colorado; el Centro de Modelización y Análisis de Enfermedades Infecciosas de la Escuela de Salud Pública de Yale; el Departamento de Psicología de la Universidad de Rutgers (EE.UU.) junto con el Departamento de Epidemiología y Enfermedades Contagiosas de la Escuela de Londres de Medicina Tropical e Higiene (Inglaterra) (Li, Taylor, Atkins, Chapman, & Galvani, 2016).

El objetivo del estudio ha sido el de analizar el efecto de la campaña de vacunación a través de Internet entre los usuarios, para comprobar si existe un cambio de tendencia.

En el estudio participaron 4.023 mayores de dieciocho años, de cinco países (Brasil, China, Francia, Israel, Japón, EE. UU., Inglaterra y Sur África).

A los cuales se les asignó a cuatro grupos experimentales según distintos tipos de campañas publicitarias, donde en unos casos se usaba a "actores" jóvenes y en otros mayores; en unas situaciones los actores eran víctimas de los efectos de la gripe y en otros no; evaluándose tres aspectos, la simpatía que despertaba el anuncio, el contenido prosocial del mismo y la intención de vacunarse.

Los resultados muestran una mayor simpatía hacia las escenas de víctimas de la gripe, siendo esta mayor ante actores ancianos. Con respecto al contenido prosocial evaluado como hasta qué punto estaría dispuesto a donar para esa causa, se observó una mayor disposición ante actores que mostraban las consecuencias de la no vacunación, no existiendo diferencias entre actores jóvenes y mayores; por último, sobre la intención de vacunarse, no se produjeron cambios significativos en ninguno de los grupos, siendo el mejor predictor, el haberse o no vacunado con anterioridad.

Según los resultados del estudio, las personas son poco flexibles a cambiar su opinión con respecto a temas de salud; por lo que habría que trabajar en "educar" a la población y "combatir" las falsas creencias como parte de las estrategias de toma de conciencia.

Volviendo a las recomendaciones sobre el COVID-19, hay medidas que pueden parecer básicas y fáciles de asumir, como lavarse las manos repetidamente, o mantener una distancia de un metro con respecto a los demás.

En cambio, otras medidas a adoptar por los gobiernos no son tan fáciles de asumir por parte de la ciudadanía, tal y como sucede con el caso del confinamiento en el propio domicilio cuando así se requiere, donde la persona debe de evitar salir a la calle y hacerlo únicamente en caso justificado ya que, si no puede ser detenido y llevado preso, o recibir una fuerte multa por ello.

Práctica del confinamiento que se inició por primera vez en China y para asombro del mundo, donde quedó recluida en sus casas la población de una provincia en la que viven millones de ciudadanos, algo que hasta ese momento se pensaría que era imposible por la cantidad de personas que supone, decisión que fue adoptada el 24 de enero del 2020 (@shildalys, 2020) (ver Ilustración 18).

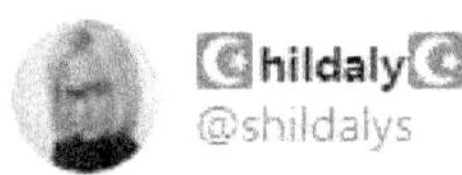

#coronoavirus 24 d enero 2020: #China pone en cuarentena 8 ciudades más en la provincia d Hubei, atrapando a 35 millones de residentes en sus ciudades. Al cierre d esta edición, 2019-nCoV ha matado a 26 pacientes, todos en China. En todo Estados Unidos, 63 casos no confirmados

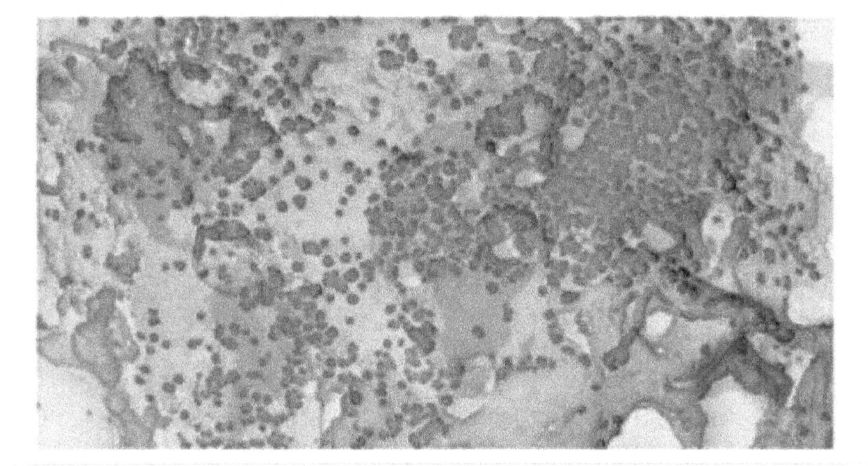

Ilustración 18 Tweet sobre la cuarentena en China

Decisión polémica en cuanto a la limitación que supone con respecto a los derechos individuales de movimiento e incluso de trabajo, pero que son necesarias adoptar en tiempos de crisis de salud si se piensa en el bien de la colectividad, realizado con la finalidad de detener la propagación de la enfermedad entre la ciudadanía.

Aspecto no siempre comprendido, de ahí que desde los gobiernos se hayan invertido millones en campañas de publicidad a través de los medios de comunicación y las redes sociales para "modificar" la visión sobre esta medida restrictiva, como necesaria en base a las circunstancias que se están viviendo en ese momento.

Con posterioridad a la decisión adoptada por China y basado en el creciente número de casos que se empezaban a detectar, Italia llevó a cabo las mismas medidas restrictivas en cuanto a movimiento se refiere en algunas de las regiones del norte, decisión adoptada el día 7 de marzo del 2020 (ver Gráfico 7), pasando a continuación la medida a todo el país, y de ahí en prevención de los efectos de las consecuencias del COVID-19, cada país ha ido adoptando medidas similares, decidiendo en cada caso el cierre parcial o total de las actividades no esenciales, o cerrando literalmente el país para evitar que los extranjeros "contagiados" puedan traer la enfermedad (@Renzo_Utili, 2020) (ver Ilustración 19).

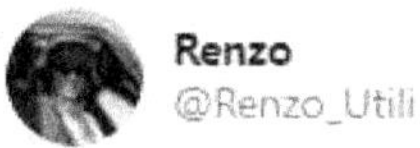

🚨 🚨 🚨 ITALIA aisla en rígida Cuarentena a 16 Millones de personas, nadie podrá salir o entrar solo por motivos muy urgentes: mapa

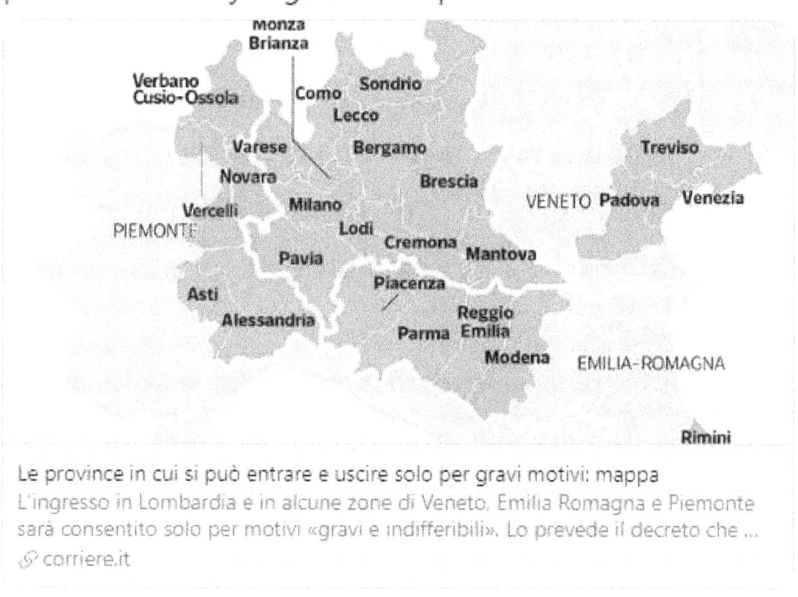

Ilustración 19 Tweet sobre la cuarentena de Italia

Pero quizás en China la medida más polémica, a parte del confinamiento es la establecida por parte de las autoridades quienes recomiendan a la población que cuando alguien tenga los síntomas provocados por el COVID-19 acuda a los centros de atención hospitalaria, e igualmente si alguien conoce de un familiar o simplemente un vecino que lo sufra que lo comunique a las autoridades sanitarias.

Una situación que es una medida de salud imprescindible para poder atender a los contagiados, pero que puede llegar a provocar un dilema moral en esa persona que debe de comunicar de un posible caso a las autoridades.

Por un lado, se trata de una medida sanitaria en donde el paciente va a ser atendido en un hospital y además se evita la propagación del virus a otros ciudadanos, pero el hecho es que se lo llevan y los pacientes no regresan.

Los motivos de ello pueden ser varios, desde que haya fallecido, hasta que esté en cuidados intensivos e incluso que haya superado la enfermedad, pero a pesar de ello quieran tenerle en observación, para lo que puede llevar semanas de aislamiento del paciente de sus familiares y vecinos, los cuales no reciben ningún tipo de comunicación sobre su estado de salud ni los avances o no en la recuperación de la enfermedad.

Esta desinformación puede provocar cierto nivel de miedo entre los ciudadanos que cuando tienen a uno de sus familiares o conocidos con alguno de los síntomas que provoca esta enfermedad se plantean un dilema, sobre si comunicar o no a las autoridades el caso, lo cual provoca "sentimientos enfrentados", aspecto que ha sido campo de estudio de los psicólogos sociales quienes han tratado de explicar éste fenómeno, que no es novedoso en la historia de la naturaleza humana, muy relacionado con el propio desarrollo moral de la persona.

Así desde la Universidad de Northwestern se ha analizado la facilidad o no de denunciar a otro (Dungan, Young, & Waytz, 2019), en concreto se ha estudiado en el ámbito de la empresa frente a lo que se podría denominar como una injusticia manifiesta. En el estudio se ha hallado que la respuesta de denuncia de los trabajadores se basa exclusivamente en su propia moral, y en concreto en dos conceptos como son, la lealtad y la justicia.

Lealtad, en este contexto, a la empresa en donde se trabaja y de la cual se cobra, a la vez que a los jefes y compañeros a pesar de que cometan irregularidades.

Justicia, en denunciar aquello que es inadecuado y contrario a la moral, independientemente de quién lo lleve a cabo, y del riesgo que conlleve sobre el propio empleo y en sus consecuencias económicas.

En el estudio se informa sobre que las personas tienen ciertas "tendencias" morales por las que se rigen, así alguien que se guíe por la lealtad, nunca denunciará; en cambio, aquella persona que se rige por la justicia, denunciará cuando se presente una irregularidad en su empresa.

El estudio además trata de comprobar cómo de "rígidas" son las convicciones morales, para lo cual se pidió a 293 participantes que escribieran un breve ensayo sobre la justicia o la lealtad, según en el grupo que les hubiera tocado, y posteriormente tenían que resolver una situación en donde debían adoptar una decisión sobre denunciar o no una irregularidad.

Los resultados indicaron que aquellos participantes que tuvieron la tarea de escribir sobre la justicia, tomaron mayoritariamente la decisión de denunciar; mientras que aquellos que tuvieron que escribir sobre la lealtad, casi todos decidieron no denunciar las irregularidades.

A pesar de ser un estudio experimental, las conclusiones que se plantean parecen claras, así la moral va a jugar un papel fundamental a la hora de "denunciar" a un familiar o vecino cuando este empieza a presentar síntomas asociados a la enfermedad siguiendo las recomendaciones realizadas por las autoridades de salud competentes.

Hay que tener en cuenta que todos los días tenemos que enfrentarnos a distintas decisiones y lo hacemos en función de los conceptos morales interiorizados durante nuestra infancia, pero ésta moral puede ir cambiando en función de nuestras nuevas experiencias, ya sean directas o vicarias, es decir, aprendemos también de las experiencias que observamos en otros.

Además, en estas experiencias van a influir las demandas del exterior, esto es, las normas de conducta, manual de comportamiento y reglas establecidas; así como la información y publicidad recibida por parte de los medios de comunicación masiva, que pueden hacer variar "temporalmente" nuestra propia moralidad en favor de un comportamiento u otro.

Tal y como se ha indicado, aunque el componente moral no es parte de la personalidad, sí va a tener un desarrollo parecido, en cuanto a que los primeros años van a ser determinantes para interiorizar las normas y reglas de la sociedad en la que se vive; pero a diferencia de la personalidad, la moral va a ser más variable, susceptible de ser flexible o rígida en función de las experiencias que en cada momento se van teniendo, y maleables desde el exterior sobre todo por parte de instituciones o personas que sean los referentes, o por los medios de comunicación masivos.

El estudio presentado revela la "debilidad" de nuestra moral expuesta a las demandas sociales, con lo que se esperaría que el número de "denuncias" de familiares y vecinos sea más elevada que la que hubiese ocurrido en una situación en donde no existiese una emergencia de salud.

Denuncia ciudadana que si bien adoptó inicialmente China, dada la propagación del virus, los gobiernos de los países donde se han producido casos de afectados, han ido adoptando medidas similares de confinamiento, instando a la ciudadanía a denunciar a aquel que incumple con la cuarentena (@SeremiSaludRM, 2020) (ver Ilustración 20).

En este caso las recomendaciones por parte de las autoridades de salud no van tanto encaminadas a que se denuncien a familiares o vecinos con sintomatología que haga sospechar de estar contagiados por el COVID-19, sino de aquellos que incumplen la cuarentena, saliéndose del domicilio sin una causa justificada, exponiéndose con ello al contagio con el consiguiente peligro sobre su salud y sobre la de aquellos con los que convive.

Una situación, la del confinamiento de la que están exentos el personal sanitario, los cuerpos y fuerzas de seguridad, y trabajadores de otras actividades, personal esencial para combatir el COVID-19 pero que han sido increpados por sus propios vecinos, acusándoles de ponerles en riesgo.

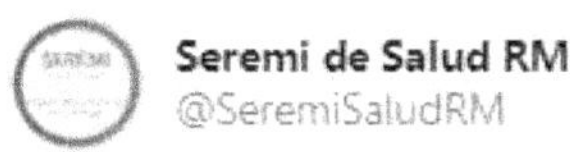

Seremi de Salud RM
@SeremiSaludRM

#CuidémonosEntreTodos . Respeta la cuarentena en tu hogar.

Hazlo por ti y tu familia.

Denuncia en

bit.ly/3btyLXE para quienes no lo respeten.

4:54 p. m. · 28 mar. 2020 · TweetDeck

Ilustración 20 Tweet Denuncia en Cuarentena

A pesar de que hasta ahora se ha empleado el concepto de Moral como unívoco, es posible estudiar esta desde distintas perspectivas, así se puede hablar de juicio moral; razonamiento o emoción morales entre otras.

Desde hace tiempo se conoce que el desarrollo moral va evolucionando con la maduración de la persona, a medida que esta tiene más experiencia con respecto a las normas y costumbres de una localidad. Algo que se pone en tela de juicio cuando se sale al extranjero y se pueden observar formas de ser y comportarse "raras", "extravagantes" e incluso "trasgresoras" aceptadas socialmente en este destino, y que de ninguna forma sería permitida en la sociedad de procedencia, y, al contrario, formas de pensar y actuar aceptadas en nuestra sociedad que sorprende y extraña a los habitantes de otros lugares.

Muchas son las variables que se han analizado en relación con la moral, tal y como se ha presentado en el estudio anterior donde se ha destacado la gran influencia de agentes externos, ya sean instituciones o personas de referencia, pero ¿es independiente el Desarrollo Moral del nivel de inteligencia de la persona?

Esto es lo que se ha tratado de averiguar con una investigación realizada desde el Departamento de Educación y Desarrollo Humano, del Instituto Alemán para la Educación Internacional (Alemania) (Beißert &

Hasselhorn, 2016).

En el estudio participaron 129 menores, con edades comprendidas entre los 6 a 8 años, de los cuales 52 eran niñas. Para evaluar el nivel de inteligencia se empleó el Culture Fair Intelligence Tests - Scale 1 (Weiß, Osterland, & Cattell, 1977) mientras que para evaluar el desarrollo moral se les presentaron cuatro imágenes que representaban situaciones que transgredían las normas sociales, sobre los cuales se realizaban diversas preguntas sobre su forma de pensar y sentir frente a aquellas escenas.

Los resultados no encuentran diferencias significativas entre el nivel de inteligencia y el desarrollo moral del menor, no mostrándose diferencias entre los datos obtenidos entre niños y niñas.

Tal y como señalan los autores, estos datos contradicen a las teorías establecidas que marcaban un desempeño en paralelo entre la inteligencia operacional y la moral, basado en la teoría del desarrollo moral (Kohlberg, 1969), según esta teoría para tener una moral establecida, previamente ha de conformarse unos niveles mínimos de desarrollo personal, incluida la inteligencia; por tanto, y basado en estos datos, el acto de "denuncia" y el cuestionamiento moral de cada uno a la hora de hacerlo o no, va a ser independiente de su nivel de inteligencia.

Decisiones ante el COVID-19

La toma de decisiones es un proceso complejo, ya que no se trata únicamente de elegir entre dos o más opciones, sino que implica toda una cascada de funciones neuropsicológicas que va a facilitar dicha decisión.

Si nos centramos inicialmente en el funcionamiento a nivel neuronal se puede indicar que la información proveniente del exterior va a pasar por un primer tamiz, en el cual el sistema límbico debe de "dar el visto bueno" antes de ser consciente de ello.

En éste sistema la amígdala juega un papel destacable, para identificar si los estímulos entrantes representan algún tipo de peligro o no, de serlo pone en marcha al organismo para que pueda dar lo antes posible una respuesta de huida o evitación, es decir, "quitarse de en medio" del peligro, o de quedarse "helado", intentando así que ese peligro "no le vea", lo cual son restos de nuestros ancestros que tenían que enfrentarse a animales que únicamente les podían ver en movimiento.

Alegría, tristeza, rabia, culpa, son sentimientos que van a "teñir" nuestra forma de ser y pensar, y en definitiva guiar nuestro comportamiento, de hecho la publicidad busca precisamente incidir en las emociones del consumidor, asociándolas con un determinado producto o servicio, de forma que cuando vea éste, recuerde la emoción que le provocó el anuncio y con ello tenga una mayor predisposición a adquirirlo, pero el mundo de las emociones, y por tanto la influencia del sistema límbico va mucho más allá de servir como filtro o para "sentir" emociones, ya sean estas positivas o negativas (Wukmir, 1967), además juega un papel fundamental en la atención, el aprendizaje o la toma de decisiones.

La atención se ve inmediatamente captada por aquellos estímulos afectivamente cargados, frente a los "neutros", además de entre ellos, se atiende antes y con más intensidad a los que tienen una carga negativa, es decir, aquellos que pueden suponer un peligro para la persona y, por ende, requieren de una respuesta más inmediata para su supervivencia.

Una vez captada la atención, por parte del estímulo afectivo, es más fácil que aprendamos, o que estemos dispuestos a tomar la decisión, por lo que se trata de un proceso básico, necesario y previo a cualquier otro, que se produce de forma "instintiva", sin poder elegir aquello que nos llama la atención o no, aunque con posterioridad si se puede decidir, una vez que seamos consciente de lo que sucede a nuestro alrededor, seguir prestando atención o dejar de atenderlo.

El aprendizaje, cuando pensamos en ello, lo hacemos en

los estudios "reglados", donde se debe uno sentar delante de un libro para "engullir" lo allí escrito. Lejos de ser algo monótono y repetitivo, se puede aprender "de todo", no sólo nombres, datos y fechas que es lo que se denomina conocimiento explícito, sino también a cómo realizar las cosas, por ejemplo, conducir, denominado conocimiento implícito. Todo lo anterior puede ser estimulado en un ambiente afectivo afable, agradable y positivo, o entorpecido, cuando no se dan las condiciones anteriores.

Además, cualquier situación que vivamos o que nos hayan contado, va a quedar fuertemente registrada y por tanto aprendida, cuando ésta va acompañada de estímulos cargados afectivamente, así todo el mundo puede describir multitud de detalles que se produjeron alrededor de aquellos acontecimientos positivos, como por ejemplo la boda, el nacimiento del primer hijo...; aspectos que por muchos años que pasen, estarán "tan vívidos como el primer día".

Igualmente, un acontecimiento desagradable como un robo, un accidente de tráfico... va a hacer que recordemos esos momentos y los detalles de las circunstancias que lo rodearon, durante mucho tiempo. De ahí que a veces a las personas les cueste superar el duelo, por un familiar o amigo perdido, ya que tiene vívidos recuerdos de todo aquello durante largo tiempo, lo que le provocará un daño psicológico continuado.

Una vez expuesto el papel relevante de las emociones tanto en la atención como en el aprendizaje cabe indicar que la toma de decisiones, lejos de ser algo "frío y calculado", en que se busca el máximo beneficio para la persona, está mayoritariamente influido por el mundo emocional de la misma.

Si nos ponemos a pensar en las grandes decisiones de nuestra vida, con quién compartimos pareja, qué estudios realizamos, dónde adquirimos la vivienda…, podemos "autoengañarnos" pensando que era la mejor opción y por eso la elegimos, si reflexionamos sobre ello, nos daremos cuenta de que existieron multitud de aspectos emocionales, implicados en dichas decisiones; ya sean sentidas por nosotros mismos, como aconsejadas por personas que nosotros estimamos y valoramos. En estos tiempos de crisis sanitaria a diario se deben de tomar decisiones relativas a cómo usar los recursos disponibles, o cómo priorizar estos; igualmente se están adoptando decisiones de cerrar temporalmente empresas o posponer sin fecha determinados eventos nacionales o internacionales. Así de los primeros que se adoptaron a pesar de la gran repercusión económica y social que iba a tener fue la cancelación de las Fallas y actos festivos de la Comunidad Valenciana (@VicentGrimalt, 2020) (ver Ilustración 21

Tweet Cancelación de FallasIlustración 21).

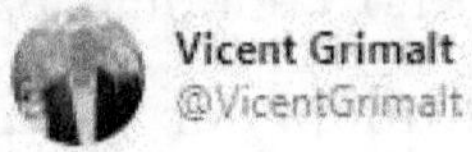

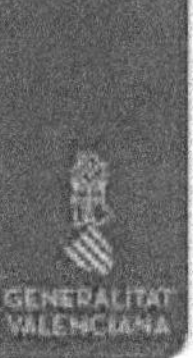

Vicent Grimalt
@VicentGrimalt

Finalmente, la crisis por el coronavirus nos obliga, por razones obvias de prevención, a aplazar la celebración de las Fallas también en #Dénia, según ha acordado el Govern de la Generalitat.
Entendemos la decepción y la preocupación, pero hoy tocaba tomar esta decisión.

COMUNICADO OFICIAL

La Generalitat, siguiendo la instrucción del Ministerio de Sanidad, ha acordado aplazar la celebración de las fiestas de las Fallas y la Magdalena en la Comunitat Valenciana. La decisión ha sido adoptada por responsabilidad, por indicación de los expertos y pensando en el bien general de la población.

GENERALITAT VALENCIANA

11:05 p. m. · 10 mar. 2020 · Twitter for Android

Ilustración 21 Tweet Cancelación de Fallas

Una decisión muy difícil para sus organizadores, que tenían que elegir entre mantener los eventos siguiendo la costumbre o atender a las recomendaciones sanitarias sobre el potencial peligro para sus habitantes y los turistas que llegasen al evento, pero ¿qué variables entran en juego ante este tipo de decisiones?

En un estudio realizado conjuntamente por la Universidad de Cambridge (Inglaterra), la Universidad de Radboud y la U.M.C. St. Radboud (Países Bajos) (van den Bos, Jolles, & Homberg, 2013) se realiza una exhaustiva revisión de los artículos publicados sobre la toma de decisión.

Así se analizan los distintos factores que influyen a la hora de decidir entre varias opciones, prestando especial atención a la influencia social del contexto como modulador de nuestras propias decisiones, ya sea desde el aprendizaje de conductas y valores dado por el aprendizaje social, como por fenómenos como la presión grupal, el conformismo social, la cooperación y el estrés social entre otros, todo ello modulado por el campo de las emociones.

Tal y como se muestra en el estudio, lo que más suele "pesar" a la hora de tomar una decisión incluso las que tienen una mayor repercusión en la ciudadanía, por ejemplo, por ser adoptada por un gobierno, va a ser "el qué dirán", es decir, cómo va a acogerse dicha decisión.

En el ámbito de la política esto puede que se vea más claro en cuanto que en ocasiones parece que se toman las decisiones para "contentar" al electorado, o para no perder votos, pero en ambos casos estamos hablando de la misma explicación de tener en cuenta "el qué dirán".

Pero si bien estas decisiones en tiempos de crisis sanitarias van encaminadas a la protección de la salud de la ciudadanía para evitar la propagación del virus, desde hace tiempo se han estado tomando decisiones con finalidad altruista que ha podido permitir que otra persona siga viviendo cuando llegue el momento de morir, tal es el caso de las donaciones de órganos.

Son muchos los profesionales sanitarios y asociaciones que tratan de concienciar a la población de la necesidad de tener donantes, y es a través de un sencillo gesto como el sacarse el carné de donante como se puede expresar la aceptación de la donación.

Dependiendo de aspectos culturales, existe un mayor o menor porcentaje de donantes entre la población, mostrándose grandes diferencias de un país a otro, lo que indica la mayor o menor conciencia que hay sobre dicho gesto y las consecuencias positivas futuras que tiene en el receptor, que de otra forma se ve abocado a seguir esperando a que le comuniquen una próxima intervención, sabiendo que cada día que pasa sin recibir el órgano que le falla, su calidad de vida va empeorando.

Con respecto al perfil de las personas más dispuestas a ser donantes de órganos estas son precisamente los familiares de los receptores de donación, ya que tienen una mayor conciencia de la necesidad, pero también de la utilidad de compartir los órganos una vez que estos ya no nos sirven.

El testimonio de receptores y donantes facilita que otros puedan concienciarse de esta problemática, y convertirse ellos mismos en donantes expresado a través de un carné, donde se indica la voluntad de ayudar después de la vida.

A pesar de lo anterior, no todas las personas pueden ser donantes, ni tampoco todos los órganos en un momento dado son viables para la donación, es por ello que el personal sanitario debe de determinar si se puede realizar la donación o no, pero si la persona no tiene el carnet de donación ni ha expresado en vida su deseo o intención de ser donante, es más difícil para los profesionales poder encontrar órganos sanos que puedan ser donados, de ahí que se hagan grandes esfuerzos en los medios de comunicación y a través de charlas y jornadas de concienciación para ayudar a las personas a ver la problemática, y una vez consciente de ella, poder convertirse ellos mismos en donantes pero, ¿se puede predecir si alguien tomará la decisión de ser donante de órganos?

Esto es precisamente lo que se ha tratado de averiguar con una investigación realizada conjuntamente desde la Universidad de Martin-Luther y la Escuela de Medicina M.S.H. de Hamburgo (Alemania) (Hübner, Mohs, & Petersen, 2014); en este estudio participaron 78 personas, estudiantes universitarios con edades comprendidas entre los 19 a 33 años, de las cuales 37 eran mujeres,

A todos ellos se les preguntó sobre la intención de convertirse en donante de órganos, igualmente se les pasó una prueba sobre intenciones a través de pruebas implícitas, empleando el test denominado Implicit Associate Test (Egloff, Schwerdtfeger, & Schmukle, 2005; Greenwald, McGhee, & Schwartz, 1998) donde se ha de valorar entre dos estímulos presentados en la pantalla.

El estudio comparó los resultados de las respuestas explicitas, es decir, aquellas que expresaban de viva voz, con las implícitas, evaluadas mediante el ordenador. Así se pudo comprobar cómo la expresión de la voluntad de ser donante se correspondía con el acto de sacarse el carné de donante, y por tanto era mejor predictor que las pruebas implícitas empleadas.

Algo que contradice los resultados habituales de otros

ámbitos como es el de la publicidad, donde se entrevistan y realizan distintas pruebas a los participantes para averiguar su opinión sobre un nuevo servicio o producto, siendo habitual que aquello que dicen, no se corresponda siempre con la consecuencia de comprar o adquirir el producto.

Quizás la diferencia principal es que cuando uno tiene que afrontar este tipo de decisiones no lo hace a la ligera, sino que medita y recapacita sobre ello, por lo que cuando a alguien se le pregunta, su respuesta ya está suficientemente establecida en la persona, lo que con posterioridad se constata en la conducta de sacarse el carné de donante, como un paso más y natural a la decisión personal adoptada al respecto. En el estudio faltaría comprobar qué mecanismos psicológicos pueden estar implicados en el cambio de opinión, para poder emplearlos en las distintas campañas de sensibilización que se realizan anualmente y así incrementar el efecto de estas consiguiendo un mayor número de personas dispuestas a donar sus órganos al final de sus vidas y con ello, y es lo más importante poder dar salud y alargar la vida de otras personas necesitadas de esos órganos; así ante el COVID-19 existen decisiones que hay que adoptarse en pro de un "bien mayor" tal y como las que están tomando los gobiernos al tener que elegir entre la vida y la muerte de sus ciudadanos (@SilenciosoVox, 2020) (ver Ilustración 22).

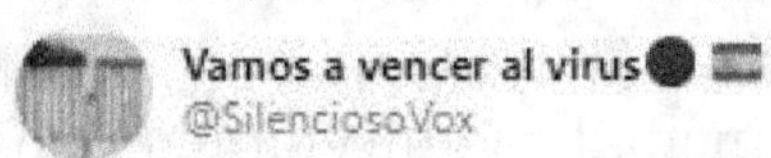

Ilustración 22 Tweet Decisiones ante el Covid-19

Con respecto a la publicidad hay que indicar que estamos diariamente expuestos a los anuncios, ya sean en prensa, radio, televisión o Internet que tratan de modificar nuestra forma de sentir sobre un determinado producto o servicio, de manera que cuando tengamos que elegir entre varios escojamos aquel que hemos oído o visto anunciado.

Es por ello por lo que las empresas de publicidad invierten millones en ofrecer un anuncio "espectacular", que "deje huella" y sobre todo que se diferencie del resto, lo que le garantiza un incremento de las ventas de ese producto o servicio anunciado.

El objetivo final pues de estos anuncios es crear en nosotros "micro emociones" suficientemente significativas para que seamos capaces de recordarlo cuando nos enfrentemos a una situación "real" de elección, donde además del producto o servicio anunciado vamos a tener una amplia gama de alternativas, de parecidas características y de precios similares, lo que hace que ante similares opciones nos decantemos por aquel que ya nos había "removido" algo por dentro, cuando vimos o escuchamos el anuncio, pero ¿qué tan efectivos son estos anuncios emitidos durante unos escasos minutos como para provocarnos una emoción que sea lo suficientemente impactante y con ello influir sobre nuestras decisiones finales de compra?

Esto es lo que ha tratado de averiguarse con un estudio realizado por la Universidad de Tel-Hai (Israel) (Lazar & Pearlman-Avnion, 2014), en cuya investigación han participado 294 adultos, de las cuales 119 eran mujeres.

A una parte se le presentaba la estimulación de forma auditiva, bien positiva o negativa, y los participantes debían de valorar aquello mediante una escala estandarizada tipo Likert.

A otra parte se le pasaba la tarea anterior, pero cambiando la estimulación, en vez de ser auditiva, ahora se presentaba visualmente.

En ambos grupos se registraba qué tan agradable o desagradable habían resultado los estímulos (valencia), así como si había provocado un mayor o menor impacto emocional (arousal).

Los resultados informan de que tal y como cabría esperar, los estímulos tanto positivos como negativos, ya sean presentados de forma visual como sonora provocan en los participantes las emociones esperables. Con lo que se puede concluir que en nuestras decisiones tanto la valencia como el arousal van a tener un papel predominante, es decir, nos debe de agradar, pero además debe de ser mucho lo que nos guste para que al final nos decantemos por ese producto o servicio y no por otro con similares características y precio.

Comportamiento irracional

Uno de los aspectos más temidos por los gobernantes son los movimientos en masa no controlados, ya que esto puede generar caos y poner en peligro la propia supervivencia de la sociedad.

Si bien el movimiento de masas es aspecto de estudio y análisis por parte de la sociología, existe un componente psicológico fundamental, las emociones, las cuales son parte de nuestra vida, seamos conscientes o no de ello, y están presentes en cada una de las acciones y decisiones que tomamos, de ahí la importancia de su estudio.

Entre los teóricos de las emociones, existen dos principales corrientes, aquellos que consideran a las emociones como un concepto unívoco e inseparable que se extiende desde los afectos positivos hasta los negativos, en un continuo; y aquellos que lo consideran como un concepto multidimensional, compuesto por elementos cognitivos, conductuales y fisiológicos.

La emoción puede considerarse como un "estado" particular del sujeto, que le permite percibir y responder al medio ambiente (al modo del arousal). Simplificando, podríamos considerar tres estados posibles, el positivo (alegría o felicidad), el neutro (indiferencia) y el negativo (tristeza, displacer o infelicidad).

Se trataría por tanto de un modo de percibir y responder ante el ambiente, pero cuando este estado se hace crónico, pasa a considerarse como un "rasgo" de la personalidad, es decir, el individuo lo convierte en su modo habitual de respuesta ante la estimulación interna o externa.

Cuando los estados emocionales cronificados se "desajustan", aparecen desviaciones anómalas del procesamiento emocional que van desde la acentuación de rasgos ansiosos o fóbicos, a patologías como el Trastorno por Ansiedad Generalizada o el Trastorno Depresivo Mayor. Además, hay que tener en cuenta que el ambiente puede impactar en la propia emoción, en cómo percibimos y sentimos, así cuanto más "grave" sea ese ambiente, por ejemplo, que ponga en peligro nuestra vida o la de nuestros seres queridos, mayor probabilidad de que dicho acontecimiento vaya a "marcar" emocionalmente a la persona. Circunstancia que hace que ante una crisis de salud como la que actualmente se vive se tenga que tener especial cuidado a los aspectos emocionales, para evitar que las personas confinadas puedan sufrir algún tipo de disfunción a nivel emocional precisamente por la circunstancia que viven, de ahí que algunos gobiernos realicen recomendaciones al respecto (@sanidadgob, 2020b) (ver Ilustración 23).

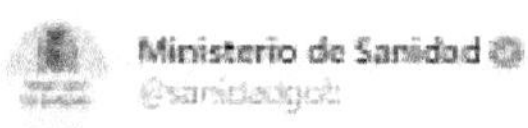

Ministerio de Sanidad @
@sanidadgob

Nuestras vidas han cambiado de la noche a la mañana con la crisis del #COVID19 en el mundo

Es importante:

✓ Reconoce tus emociones

✓ Genera una rutina

✓ Céntrate en lo que puedes hacer

✓ Cuídate

✓ Desconecta

✓ Mantén contacto social

#EsteVirusLoParamosUnidos

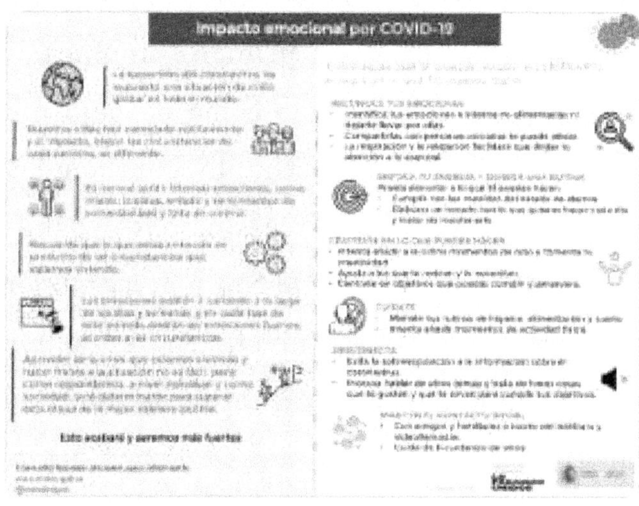

5:00 p. m. · 27 mar. 2020 · TweetDeck

Ilustración 23 Emociones y COVID-19

Otra aproximación a la emoción es considerarla como un procedimiento adaptativo de reacción cognitiva, fisiológica y conductual ante la estimulación ambiental o interna que puede ser positiva o negativa; por tanto, la emoción influye en nuestros pensamientos, en nuestro organismo y nuestra conducta.

Entre las "funciones" de la emoción destacamos: coordina el sistema de respuesta conductual; modifica la jerarquía de conductas; proporciona mecanismos de comunicación y vinculación social; detiene o retiene brevemente los procesos cognitivos; y facilita el almacenamiento y recuperación de información.

Además, se pueden distinguir dos procesos implicados en el procesamiento de la emoción, la percepción y experiencia emocional; así el primero implica un procesamiento cognitivo considerado como de bajo nivel, donde se percibe y evalúa el estímulo emocional sin implicar toma de conciencia ni procesamiento cognitivo alguno; mientras que el segundo implica un procesamiento cognitivo considerado de alto nivel, en el que se contextualiza lo percibido, y se interpreta según las experiencias previas.

A priori estos parecen ser procesos independientes, por lo que el procesamiento de la percepción emocional puede o no involucrar una experiencia emocional.

Pero si bien hasta este momento se ha contemplado a la estimulación afectiva como un concepto unitario, se puede descomponer a las emociones en tres dimensiones, la valencia, el arousal y el dominio (Lang et al., 1997).

La dimensión valencia, haría referencia a la calidad de estímulo en su componente placentero o displacentero (positivo o negativo). Esta dimensión es medida mediante una escala tipo Likert de nueve puntos de corte, desde 1 hasta 9, correspondiente el valor 1 a la valoración más negativa, el 5 a una valoración neutra y el 9 a la valoración más positiva. Los indicadores que correlacionan positivamente con esta dimensión son las expresiones faciales, las pruebas de sobresalto, la tasa cardiaca y la experiencia subjetiva como agradable o desagradable.

La dimensión nivel de activación (arousal), se refiere a la intensidad o excitabilidad provocada por un estímulo definido como activante o relajante (alto o bajo arousal), la cual emplea la misma escala anterior, es decir de 1 a 9, correspondiendo el valor 1 a un bajo arousal, el 5 a un arousal intermedio y el 9 a un alto arousal. Los indicadores que covarían positivamente con esta dimensión son la tasa de interés, el tiempo de inspección, la conductancia de la piel, la amplitud del componente P300 de los Potenciales Evocados Relacionados a Eventos y la activación de la corteza occipital empleando Resonancia Magnética

Funcional.

La tercera dimensión dominancia, hace referencia a la fuerza de sumisión o dominancia que provoca el estímulo, dimensión sobre la que existen muy pocos estudios.

A nivel neuronal se ha reportado que la amígdala desempeña un papel fundamental en el procesamiento de las emociones, encontrándose que puede influir en las áreas corticales mediante tres vías (Holland & Gallagher, 1993, 1999): las de retroalimentación proveniente de señales propioceptivas, viscerales y hormonales (lo que permitiría al organismo prepararse para la acción, bien de orientación o de huida); las de proyección a redes de activación general o arousal (pudiendo poner al organismo en alerta y con ello captar con mayor nitidez los estímulos amenazantes); y la de interacción con la corteza prefrontal medial (lo que la llevaría a una orientación de los recursos atencionales hacia el estímulo emocional presente, limitando el resto de procesos cognitivos).

Por su parte la corteza prefrontal envía distintas proyecciones a la amígdala permitiendo a las funciones cognitivas (integradoras de la información del procesamiento del estímulo emocional y del contexto) regular el papel que juega la amígdala sobre el procesamiento de las emociones.

En otras palabras, respondemos de forma brusca

(respuesta de sobresalto y huida) ante la visión de un animal peligroso, como por ejemplo un oso (procesamiento emocional); pero no producimos estas reacciones cuando vemos el mismo oso detrás de una jaula, en el contexto de una tarde relajada de domingo durante una visita familiar al zoológico de la ciudad (procesamiento cognitivo).

Las emociones son quizás de los elementos más estudiados dentro de las neurociencias, ya que es una característica diferenciadora, entre los humanos y los animales, los cuales se ven dominados por sus instintos, no pudiendo controlar ni "cultivar" sus emociones.

A pesar de que, en los primeros años de vida, se ha equiparado el desarrollo "instintivo" humano al de cualquier otro animal, este poco a poco va separándose, a medida que surge el lenguaje, pero sobre todo el control de las emociones.

Actualmente se entiende, desde la neurociencia, que la mayoría de las decisiones que se adoptan son de carácter emocional, y que es a través de las emociones cómo "se ve el mundo" en primer lugar, y luego se pueden racionalizar las decisiones adoptadas, al menos es así como funcionamos a la hora de enfrentarnos ante diferentes alternativas de las cuales sólo se puede elegir una opción descartando el resto de las mismas.

En el caso de la masa desde hace mucho, se conoce que

las emociones movilizan a las personas para decantarse en un sentido u otro, así los grupos de poder pueden "dirigir" a sus seguidores a cumplir o no las normas establecidas, de ahí la importancia de que los grupos políticos e instituciones civiles y religiosas mantengan un mismo discurso que no vaya a "fraccionar" la sociedad en una situación de crisis.

Esto es, independientemente de las propias creencias, los líderes designados o "naturales" llegan a movilizar a las personas en función de las respuestas afectivas positivas que genera dicho líder, haciendo desconfiar de lo que diga cualquier otra persona.

De hecho, ante la necesidad imperiosa de buscar información, y de la falta de respuestas en algunos casos de las autoridades, han sido varios los youtubers que con anterioridad nadie los escuchaba ni seguían que se han convertido en líderes naturales, ofreciendo información y explicación para "colmar" la curiosidad, aunque sus palabras no siempre se ajusten al discurso oficial de las autoridades sanitarias, y aprovechando estas "brecha de información" se ha producido un aumento exponencial de bulos sobre el COVID-10, su transmisión o cómo "curarlo" por lo que desde Sanidad ha realizado toda una campaña en contra de la desinformación (@sanidadgob, 2020a) (ver Ilustración 24).

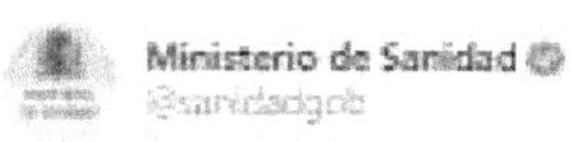

Ministerio de Sanidad
@sanidadgob

La limpieza adecuada y frecuente de las manos es más eficaz que el uso de guantes, porque:

Usarlos durante mucho tiempo hace que se ensucien y puedan contaminarse

Quitarse los guantes sin contaminarse las manos no es sencillo

#EsteVirusLoParamosUnidos

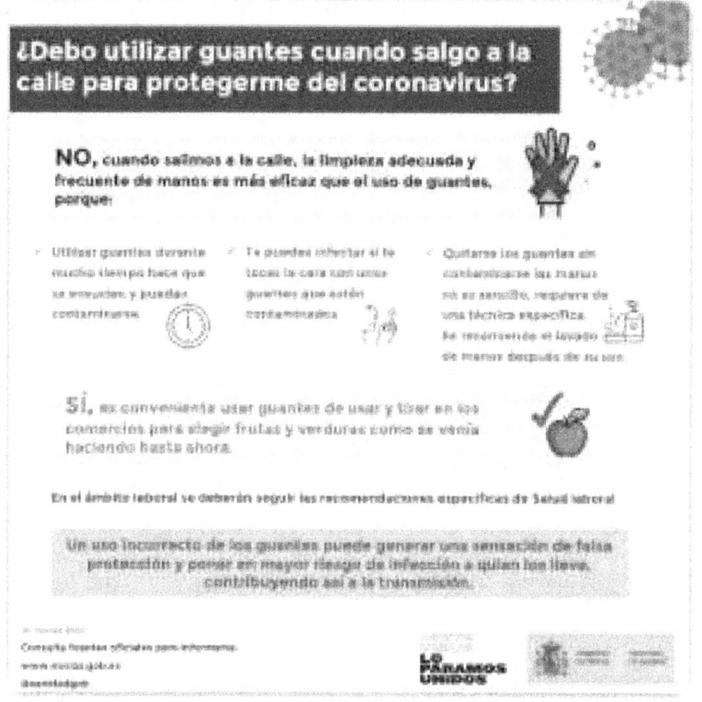

Ilustración 24 Campaña de Información

Pero cuando se trata de comportamientos irracionales estaríamos hablando de un componente cognitivo donde se actuaría de forma diferente a lo esperado según las circunstancias y la sociedad en la que se encuentra.

En donde se puede producir en las masas el "contagio" emocional cuando se extienden más o menos sin control determinadas creencias que generan un determinado sentimiento sea este positivo o negativo, siendo este mayor en cuanto afecte a las emociones de alta activación como la euforia, el cólera o la ira, y sobre todo que se relacionen con las emociones primarias, la de cólera, la alegría, el miedo y la tristeza.

Al respecto las redes sociales están jugando un papel decisivo estos días a la hora de diseminar determinados mensajes, los cuales actualmente están siendo monitorizados y filtrados por las grandes compañías de internet como Facebook, Twitter o YouTube, para evitar que se extiendan determinadas imágenes o comentarios.

Todo ello encaminado a evitar la propagación de las noticias falsas o fake news que tanto "daño" ha estado haciendo en los últimos años a las distintas sociedades, habiéndose demostrado cómo estas han llegado a influir en la tendencia de voto de millones de electores, si bien no es una realidad nueva, sí lo es el impacto que una noticia puede tener a nivel mundial gracias a las redes sociales.

Es por ello y dada la capacidad de contagio emocional de estas redes por lo que continuamente se están monitorizando los contenidos que sobre ellas se vuelcan, supervisando y "filtrando" las imágenes, vídeos o mensajes para detectar y eliminar aquellos que "aprovechando" la situación quieran promover sentimientos primarios, principalmente negativos y con ello propiciar una situación socialmente difícil de asumir por parte de las autoridades competentes.

Igualmente, y en esta línea se está viendo cómo aún y en tiempos de crisis de salud, se usan las redes sociales para tratar de sacar rédito político tanto desde un bando como del contrario, así los simpatizantes del gobierno aplauden los esfuerzos que se están realizando por parar y contener el virus; en cambio por parte de los opositores se focalizan en realizar criticas ante las duras medidas que se están adoptando.

Por su parte desde los gobiernos, y usando esas mismas redes sociales lanzan campañas encaminadas a tranquilizar a la población e intentar que se centren en los aspectos "positivos" en vez de en los negativos, adoptando medidas sancionadoras contra aquellos que tratan de aprovechar la situación para divulgar bulos, informaciones no contrastadas o directamente información falsa (@RSF_ES, 2020) (ver Ilustración 25).

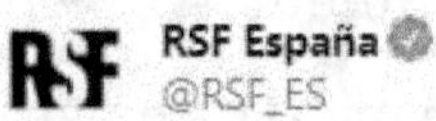

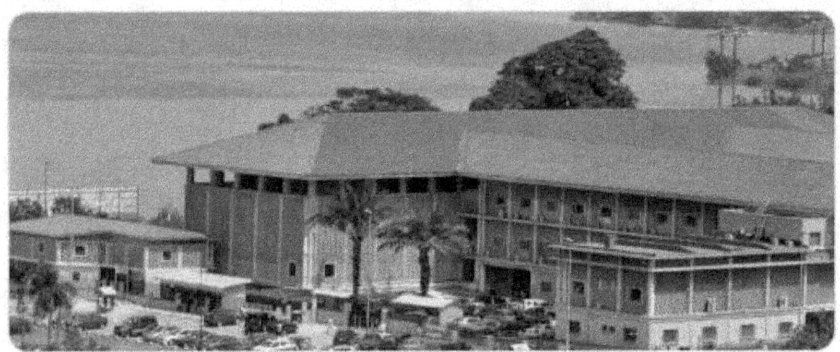

Ilustración 25 Tweet sobre Noticias Falsas

El racismo ante el COVID-19

El racismo es la posición que supone sentirse identificado con una raza, normalmente la propia, considerando al resto de las mismas "inferiores" o cuanto menos "diferentes". Basado en ese racismo históricamente en algunos países se han "justificado" todo tipo de acciones más o menos violentas, sustentadas en el sentimiento de grupo racial otorgado por el color de la piel.

Si bien se puede considerar como "instintivo", se trata de un aspecto cultural y aprendido tal y como lo muestran los lugares con un ambiente multicultural, con mezclas de razas, donde los pequeños crecen viendo "normal" cualquier raza o mestizaje de la misma. Muchos son los países que han tenido que "aprender" a aceptar a personas de otras razas, ya sea por una circunstancia u otra se han convertido en un ciudadano más y, por tanto, con el tiempo y la educación se debería de llegar a verlos como a cualquier otro.

Así los pueblos eminentemente formados por receptores de emigrantes, son los que están más acostumbrados a esta convivencia multicultural, a pesar de ello, entre sus miembros siempre hay quien siente que su raza o color de piel le otorga una especie de estatus "superior" al resto.

Algo difícil de evaluar, ya que en estas culturas está "mal visto" mostrarse con sentimientos de racismo, por lo que se trata de disimular por lo menos para mantener las apariencias, pero ¿puede la amígdala delatar el racismo?

Esto es lo que ha tratado de averiguarse con una investigación realizada conjuntamente desde la Universidad de Nueva York, el Instituto Tecnológico de Massachusetts y la Universidad de Yale (EE.UU.) (Phelps et al., 2000), para ello se llevaron a cabo dos estudios, en el primero participaron 14 adultos, de los cuales la mitad eran mujeres, mientras que en el segundo estudio participaron 13 adultos de los cuales 6 eran mujeres, todos ellos, tanto los hombres como las mujeres eran de raza blanca.

En el primer estudio se presentaron rostros de personas blancas y de color sin ningún tipo de emoción, y todas desconocidas para los participantes; en el segundo se presentaron rostros de personajes conocidos, figuras destacadas del deporte, la música o el cine tanto negros como blancos.

A todos los participantes se les realizó una medida de la actividad neuronal mediante resonancia magnética funcional; igualmente se evaluó la respuesta de sobresalto ante el estímulo presentado a través de la evaluación del parpadeo empleando para ello la electromiografía; además se les hizo pasar por un procedimiento de evaluación de las actitudes implícitas mediante el Implicit Association Test (Egloff et al., 2005; Greenwald et al., 1998).

Los resultados muestran una sobreactivación de la amígdala ante la presencia de imágenes de rostros de personas del color contrario al del participante, no mostrándose esta sobre activación cuando las imágenes de rostros contemplados se correspondían con la raza del participante.

Esto no quiere decir que ante una cara conocida o de la misma raza, no vaya a reaccionar, si no que la reacción emocional provocada es superior cuando la imagen de la persona es de una raza diferente al del participante.

A pesar de que en el reconocimiento del rostro intervengan otras regiones cerebrales, únicamente resultó significativa la activación de la amígdala en función de la raza de los estímulos presentados.

Igualmente se obtuvieron correlaciones positivas entre las evaluaciones de la resonancia magnética funcional, el Implicit Association Test y la electromiografía, por tanto, el uso de cualquiera de los tres sería válido para la detección del racismo.

Como novedad en los resultados, se encontró que la familiaridad de los personajes, relacionados con aspectos positivos, ya que eran famosos en su ámbito, muestra una reducción del racismo en la evaluación, es decir, las experiencias positivas con una raza hacen que estas se vean menos diferentes que si no se tienen dichas experiencias.

Hay que destacar que después de décadas luchando contra el racismo en un país eminentemente de inmigrantes como es EE. UU. todavía perdura entre su población este sentimiento "inconfesable" que está en la base de las conductas discriminatorias.

Así, aunque la persona no sea consciente, le será más fácil ayudar e incluso contratar a otro de su misma raza antes que a uno de otra raza, algo que parece "lógico" entre las minorías como forma de mantenerse como "pueblo" y de dar oportunidades de desarrollo a "los suyos", que en otras circunstancias sería difícil, pero que va en detrimento de la integración, ya que cuanto más se fortalezca el sentimiento de grupo de una comunidad, hay menos oportunidades a que esta se abra a nuevos miembros.

Además, la posibilidad de conocer que nuestro cerebro responde a la "verdad" frente al convencionalismo social permite comprender hasta qué punto son efectivas o no las campañas antirracismo, y en caso de no funcionar estas, habría que pensar cómo mejorarlas para que poco a poco se fuese diluyendo este racismo.

Independientemente de este racismo más o menos

arraigado en la sociedad, se pueden producir circunstancias que aumenten este sentido de pertenencia social, marcando diferencias con los que no son de la misma, o de aquellos que aun viviendo en dicha sociedad desde hace tiempo se ven señalados y discriminados por su color de piel u otra característica.

Aspecto que también es usado por determinados partidos políticos que se basan en esa identidad frente a los demás para difundir sentimientos nacionalistas, por ejemplo, echando la "culpa" de los problemas internos de seguridad o económicos a los que no pertenecen a dicha sociedad, tal y como sucede con los inmigrantes.

Acusaciones que calan en el pensamiento de los ciudadanos que votan a dichos partidos y que aumenta el sentimiento discriminatorio hacia estos colectivos, que en algunos casos son los más desprotegidos.

En otras ocasiones estas actitudes se producen por circunstancias ajenas a la población objeto de la discriminación, así y en el contexto actual de la crisis sanitaria, donde se sabe que el origen de la enfermedad se produjo en una provincia de China, se ha podido asistir a un incremento de actos violentos en contra de aquellas personas con rasgos orientales independientemente de su procedencia, e incluso a otras que han tratado de defenderlos (@informativost5, 2020) (ver Ilustración 26).

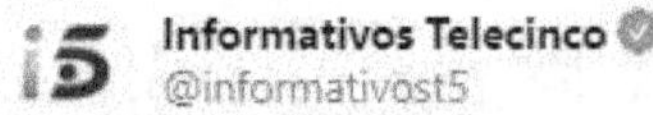

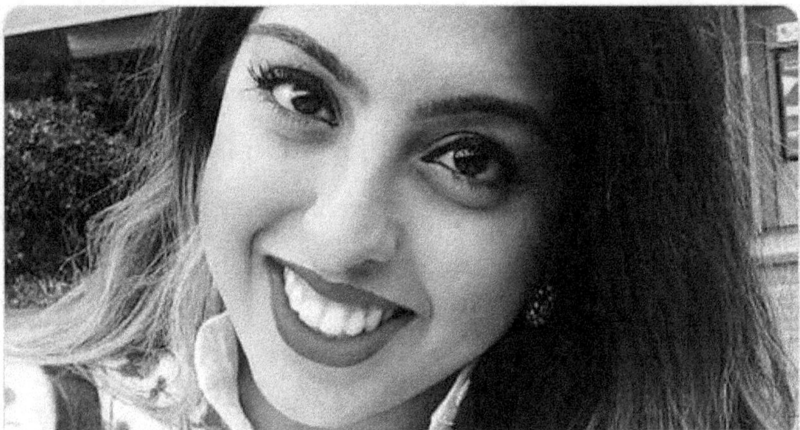

Ilustración 26 Tweet Racismo en tiempos del COVID-19

Comportamiento, el de salir a defender a otra persona, aún con la posibilidad de poner en riesgo la propia integridad da cuenta de un alto nivel de altruismo y compasión.

En una sociedad preocupada por los resultados individuales, en ocasiones "damos la espalda" al desarrollo de la compasión, la cual es vista en muchas culturas como una "debilidad" del ser humano; pero si nos paramos a pensar, esto es precisamente lo que nos distingue de muchos animales.

Cuando hay una persona anciana, enferma o discapacitada, se "activa" en nosotros la compasión, y tendemos a ofrecer ayuda y protección; algo que ya se ha observado desde nuestros ancestros, al encontrar en enterramientos a personas con huesos fracturados cicatrizados, señal de que el grupo atendió y cuidó al accidentado el suficiente tiempo como para que se curase.

Estas personas con altos niveles de compasión se implican también en causas solidarias, sobre todo cuando sucede un problema social o catástrofe, y se recibe ayuda de verdaderos desconocidos.

Además, la compasión puede ser considerada como un protector contra las emociones negativas como la ansiedad, el enfado o el miedo, fomentando la amistad, y las relaciones sociales.

Un constructo que está asociado con el de la empatía, la capacidad de entender las emociones del otro y ponernos en su situación, pero igualmente, está presente en nuestra vida diaria, y lo podemos usar en mayor o menor medida según nuestro desarrollo emocional, pero ¿quiénes son más compasivos, los hombres o las mujeres?

Esto es lo que se ha tratado de responder con una investigación realizada por el Departamento de Comunicación de la Universidad Estatal de California (EE.UU.) (Salazar, 2016).

En el estudio participaron 613 estudiantes universitarios, con edades comprendidas entre los 18 a 42 años, de los cuales 310 eran mujeres. A todos ellos se les administraron una serie de cuestionarios estandarizados, así para conocer el nivel de compasión se empleó el Compassion Scale (Pommier, Neff, & Tóth-Király, 2020); para evaluar el nivel de tensión personal a la hora de comunicarse se usó el Personal Report of Communication Apprehension (Levine & Mccroskey, 1990); para evaluar el nivel de neuroticismo se administró el Hypersensitive Narcissism Scale (Hendin & Cheek, 1997); y por último para evaluar el nivel de agresividad verbal habitualmente empleado se usó el Verbal Aggressiveness Scale (Infante & Wigley, 1986). Como factores principales, los resultados muestran diferencias significativas en función del género en cuanto a la compasión, siendo más elevada en mujeres.

También se encontraron diferencias significativas en cuanto al nivel de tensión en la comunicación y en el uso de la agresividad verbal, siendo en ambos casos mayor en hombres, y, por último, no se han encontrado diferencias en cuanto al narcisismo en función del género.

Como factores de interacción se halló que cuanto se es más compasivo, se exhiben niveles más bajos de tensión en la comunicación, de agresividad verbal y narcisismo.

Pero volviendo sobre las agresiones a los viandantes orientales, en algunos casos esto ha estado relacionado con que utilizaban mascarillas sin una aparente razón, aunque estos ciudadanos, ya sean turistas o nacionalizados, suelen seguir las recomendaciones del gobierno de su país en cuanto al uso de las mascarillas, normas que no siempre coinciden con las indicaciones de las autoridades del lugar en donde se encuentran. Así en algunos países de Europa y debido a la escasez de mascarillas se ha recomendado que esta sólo se usen cuando la persona tenga los síntomas como forma de no propagar la enfermedad, por lo que si se ve a un asiático por la calle con mascarilla, es fácil tender a pensar que es alguien contagiado, lo que puede llenar de miedo a los ciudadanos y conducir a tratar de agredir o expulsar a aquella persona de dicha localidad (@Cahora, 2020) (ver Ilustración 27).

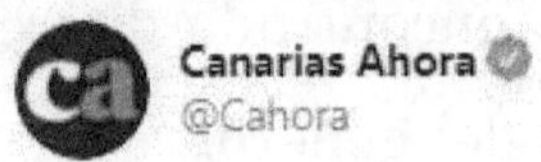

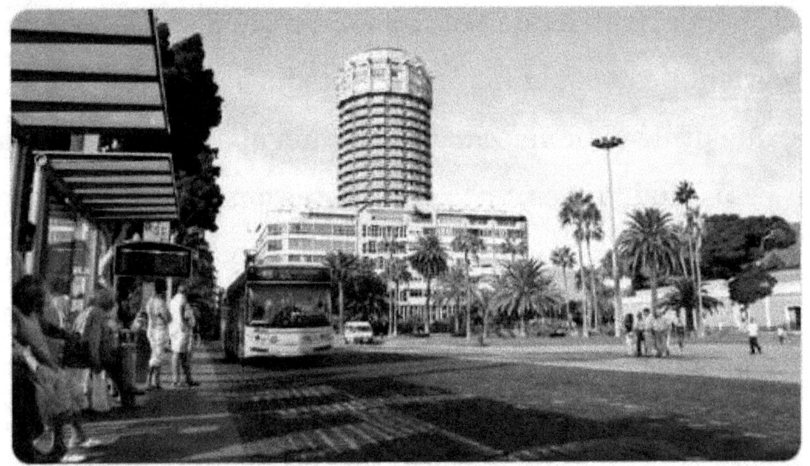

Ilustración 27 Tweet Xenofobia contra chino

Con lo que se estaría hablando de un comportamiento de agresividad motivado por sentimientos de miedo al contagio y de "defensa" del territorio y de los suyos.

Una conducta beligerante que en cualquier otra circunstancia no sería aceptada por sus coetáneos, pero que cuando en una sociedad se implanta el miedo, puede llevar a "justificarlo todo".

Al respecto existe una discusión abierta en el ámbito de la ciencia del comportamiento sobre la esencia de la naturaleza del ser humano; ¿es un animal racional que en ocasiones tiene destellos de emociones; o un animal emocional que voluntariamente renuncia a esa parte para regirse por las normas sociales y la lógica?, es decir ¿es eminentemente emocional o eminentemente reflexivo?

Tres han sido las posturas principales que tradicionalmente se han adoptado para dar respuesta a la predominancia de las emociones sobre la razón a la hora de guiar el comportamiento humano, o, al contrario.

Así hay quienes defienden que, en determinadas circunstancias, las emociones bloquean y anulan la cognición, siendo precisamente las habilidades y capacidades afectivas, el rasgo que caracteriza a los humanos, en comparación con el simple procesamiento matemático o categorial de datos que sucede en un ordenador.

Se trataría por tanto de un mecanismo evolutivo en donde se priorizan las emociones por encima de la cognición, útil a la hora de responder ante un peligro, donde la persona huye o se queda paralizada, en ambos casos antes de que sea capaz de "pensar" en la situación.

Esto se puede observar por ejemplo en el fenómeno de la estampida, que tantos problemas genera en los grandes eventos, donde se sabe que, si no se toman las medidas oportunas, cualquier problema, como una explosión de un petardo puede generar un aluvión de personas intentando escapar del lugar al mismo tiempo, como si de una estampida humana se tratase.

Un movimiento de masa guiado por el "sálvese quien pueda" que lleva a pasar incluso por encima de otras personas, sin siquiera percatarse de que están ahí, es decir se contagia un sentimiento de miedo que impide pensar a la masa, que simplemente actúa buscando alejarse del peligro lo más rápidamente posible.

Así si se pregunta a cualquiera de los que han conseguido huir por el motivo por el que corrían, no son capaces de dar una respuesta más o menos coherente, argumentando que simplemente debían de hacerlo pues sentían que su vida podía estar ante un peligro inminente (@PanamericanaTV, 2020) (ver Ilustración 28).

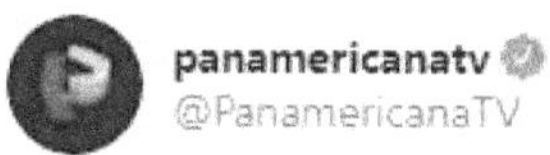

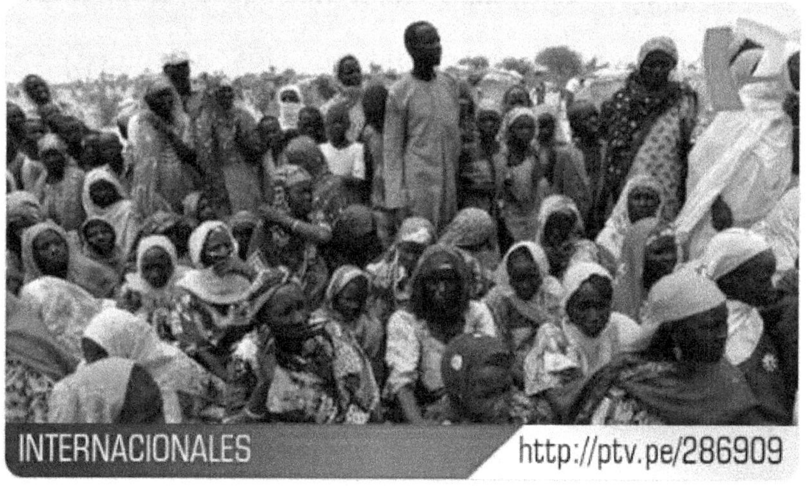

Ilustración 28 Tweet Estampida Humana

Algo que lejos de ser una anécdota, cuesta la vida cada año a cientos de peregrinos que se reúnen en la Meca a rezar y eso a pesar de los continuos cambios de seguridad que se realizan para que no suceda.

La postura opuesta, defiende que aquello que define al humano y por tanto le hace diferente de los animales, son los procesos cognitivos superiores, dejando relegadas las emociones a procesos secundarios, irracionales y casi siempre equívocos, propios de los animales. En esta postura estarían aquellos que defienden que nuestras decisiones las adoptamos realizando cálculos de coste-beneficios, tal y como lo haría una supercomputadora.

Esta forma de pensar se basa en que es una habilidad que se va desarrollando donde se puede aprender a anteponer la razón ante comportamientos impulsivos a la hora de tomar decisiones, e igualmente se puede educar, por ejemplo, a aquellas personas que no se paran a pensar, se les entrena a poner por escrito los pros y contra de cada decisión, para adoptar la que más beneficios la pueda ofrecer.

De hecho, las computadoras inicialmente se desarrollaron para facilitar estos cálculos, debido a la multitud de variables implicadas que debían de ser tenidas en cuenta. Actualmente se busca que la inteligencia artificial sea creativa, y no tanto lógica, para poder aproximarse a la humana.

Una tercera aproximación sería aquella que considera a ambos procesos como independientes, pero que en determinadas circunstancias trabajan de forma conjunta, postura que parece tener recientes apoyos gracias a los avances en el campo de las neurociencias.

Así y basado en este último enfoque se puede concluir que el comportamiento del ser humano en ocasiones se ve guiado por el razonamiento, mientras que en otras ocasiones lo hace por las emociones.

Sea como fuere lo que queda claro es que el mundo emocional está ahí y forma parte de nuestro ser, y se va a ver reflejado en todas las decisiones que a diario tengamos que adoptar, sean estas más o menos importantes.

Así y volviendo sobre el tema del miedo el cual puede ser visto como un generador de respuestas puntuales en un individuo como forma de supervivencia, se puede llegar a dudar que dicha reacción pueda tener mayores consecuencias sociales, aspecto que entra en contradicción con los datos arrojados por parte de un campo aparentemente tan alejado como es el de la política, aspecto analizado desde la psicología política en donde se trata de comprender cómo y porqué votan las personas.

Teniendo en cuenta que cada elección tiene sus propias peculiaridades, en ocasiones con nuevos programas, candidatos o partidos, aunque en la mayoría de los casos suelen estar las opciones limitadas a unas pocas elecciones, mucho más en aquellos sistemas en que existe una "segunda vuelta", donde solo se puede elegir entre los candidatos de los partidos que hayan conseguido un mínimo de votos en la primera vuelta.

Los psicólogos que asesoran en las campañas electorales para optimizar los resultados analizan las distintas elecciones y la forma en que la población va "respondiendo", buscando de esta manera variables relevantes y patrones que ayuden a ganar al candidato en las próximas elecciones.

En ocasiones estas se realizan sobre aspectos "especiales" difícilmente repetibles, por lo que no existe un conocimiento previo al respecto, tal y como sucedió para decidir si pertenecer o no a la Organización del Tratado del Atlántico Norte en España, o para salir de la Unión Europea por parte de Inglaterra en lo que se ha conocido como Brexit, cuyas elecciones se celebraron en junio del 2016, pero ¿han influido los componentes emocionales en el Brexit?

Esto es lo que ha tratado de averiguarse con una investigación realizada desde el Departamento de Psicología de la Universidad Anglia Ruskin; el Departamento de Psicología Clínica, Educacional y de

Salud de la Universidad de Londres (Inglaterra); junto con el Centro de Psicología Médica de la Universidad Perdana (Malasia); y el Departamento de Liderazgo y Conducta Organizacional de la Escuela de Negocios de Noruega (Noruega) (Swami, V., Barron, D., Weis, L.& Furnham, 2018).

En el estudio participaron 303 adultos entre 18 a 74 años, de ellos el 92,4% eran de descendencia "blanca", de los cuales el 58,7% fueron mujeres.

A todos se les administró una entrevista realizada tres meses antes de las votaciones donde se les preguntó sobre su intención de voto; la identificación con grupos nacionalistas mediante el Collective Self-Esteem Scale (Luhtanen & Crocker, 1992); la percepción con respecto a la inmigración musulmana; la creencia de las teorías conspirativas sobre la islamofobia; y sobre la islamofobia directamente, mediante el Islamophobia Scale (Lee, Gibbons, Thompson, & Timani, 2009); sobre sus creencias en las teorías conspiratorias mediante el Generic Conspiracist Beliefs Scale (Brotherton, French, & Pickering, 2013); y sobre la tolerancia a la ambigüedad, mediante el Tolerance for Ambiguity Scale (Herman, Stevens, Bird, Mendenhall, & Oddou, 2010).

Los resultados informan de una relación significativa entre la creencia de las teorías de conspiración y la islamofobia, siendo dicha relación la que media en el voto sobre la salida de Inglaterra de la Unión Europea.

Así los autores destacan que la intención de voto en esta muestra no estaba guiada por un sentimiento de euroescepticismo o de nacionalismo, si no que venía mediada por el miedo generada por las teorías comparativas con respecto al islamismo.

Por tanto, y según los datos presentados, a pesar de que los votantes debían de elegir entre seguir o no en la Unión Europea, ellos estaban votando, si querían seguir recibiendo islamistas que ponían en riesgo su seguridad y modo de vida, o no querían seguir recibiéndolos.

Y es ese miedo, generado por la creencia hacia las teorías conspirativas las que movilizaban al electorado a decir "No" a Europa, sin que existiese ningún tipo de rechazo a Europa, sus instituciones o a la población europea, ni siquiera debido a una exacerbación del sentimiento patrio o nacionalista, tal y como trataban de "vender" las campañas a favor de la salida de la Unión Europea (@RevistaSemana, 2020) (ver Ilustración 29).

Por tanto y tal y como se muestra en esta investigación el miedo, hacia la inseguridad, en este caso, movilizó al electorado hacia decantarse por la opción que le ofrecía a priori más "seguridad", al frenar con la salida de Europa la llegada masiva de ciudadanos con creencias islámicas.

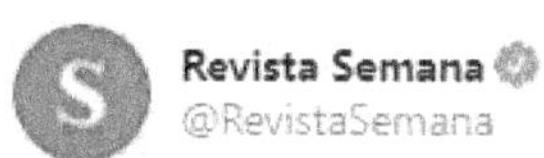

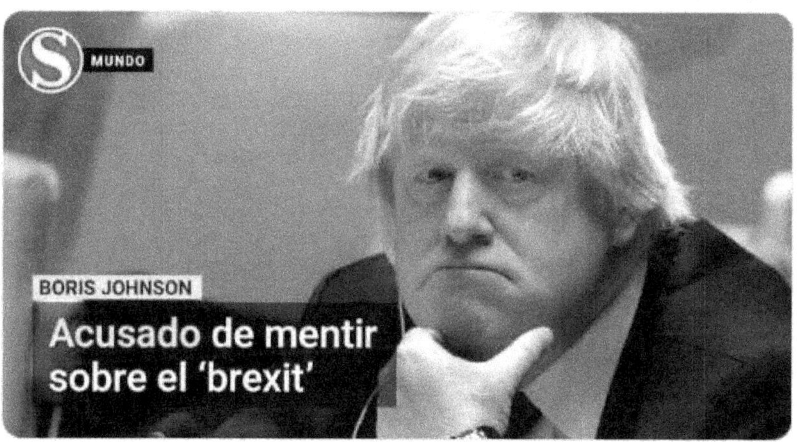

Un tribunal de Londres decidió este miércoles convocar al excanciller @BorisJohnson, candidato favorito para reemplazar a la primera ministra Theresa May, acusado de haber mentido deliberadamente durante la campaña del referéndum de 2016 sobre el Brexit bit.ly/2YQkOg4

2:00 p. m. · 29 may. 2019 · TweetDeck

Ilustración 29 Tweet Manipulación del Brexit

Es decir, y uniéndolo a lo ya descrito, el miedo es una emoción primaria que se puede generar y contagiar de forma rápida provocando comportamientos "irracionales" que pueden incluso ir en contra de las normas establecidas, pudiendo llegar a poner en peligro la integridad de parte de la sociedad, por ejemplo, manifestándose con agresiones hacia los de raza asiática atribuyéndoles la responsabilidad de la propagación del virus por el mundo.

Con ello no se trata de justificar ningún comportamiento, pero sí poner en perspectiva que las personas llevadas por emociones contagiadas socialmente pueden llegar a expresar sus miedos de manera agresiva.

Si bien esta sería una perspectiva negativa, este contagio también se puede producir con respecto a las emociones positivas, tal sería el caso de los movimientos solidarios a los que "se apunta" la gente sin saber muy bien sobre sus motivaciones, simplemente porque creen que es lo que hay que hacer en ese momento, sin darse cuenta de que es por un contagio emocional. Hay que realizar una puntualización con respecto al tema de las razas anteriormente comentada, y es que desde la biología se descarta que existen diferentes razas, al no hallarse una base genética o fenotípica que pueda diferenciarse entre ellas, considerándolo por tanto un concepto ambiguo y que lleva a error (@CRCiencia, 2018) (ver

Ilustración 30).

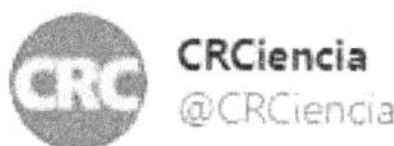

CRCiencia
@CRCiencia

La raza es una idea de agrupamiento social > desde la biología y la genética solo existe una única raza, la humana ow.ly/p5hV30mjU0k #Biologia

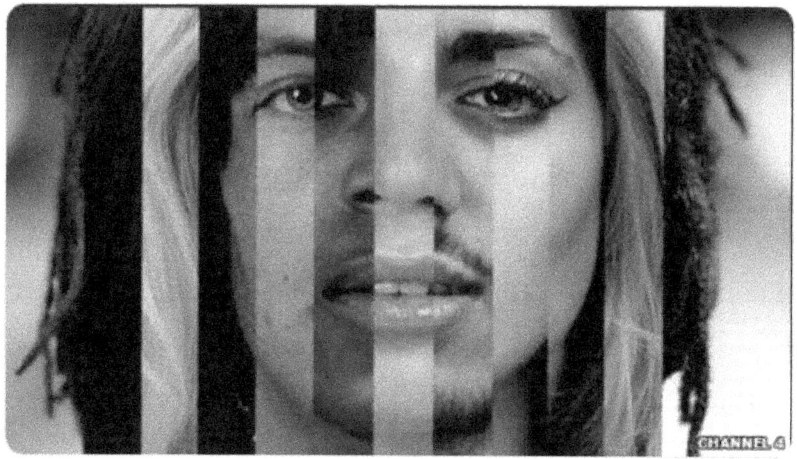

8:20 p. m. · 22 oct. 2018 · Hootsuite Inc.

Ilustración 30 Tweet Biología y Raza

Aunque las sociedades suelen estar conformadas por individuos con características genéticas y físicas más o menos similares, lo que los hace identificarse como país o nación es precisamente los aspectos ideológicos, como creencias, valores y por supuesto una cultura compartida.

Si bien es cierto que existen "rasgos" que se comparten por pertenecer a la misma especie, la mayoría están mediados por la cultura que se aprende desde pequeño, aspecto que se evidencia cuando se viaja, al observar cómo "lo normal" o "lo esperable" en una localidad no es igual en otra.

Al respecto existe cierta polémica en cuanto a si las emociones son universales, o estas pueden variar en función de la localidad en la que se encuentre, es decir si es algo cultural o de alguna forma sustentada en una base genética.

En cuanto al comportamiento está ampliamente aceptado el papel predominante que tiene el aprendizaje al observarse diferencias en función de la sociedad, así lo más simple como asentir con la cabeza para decir que sí, o moverla de lado a lado para negar o decir que no, se ha observado cómo no es universal, ya que existen distintas variaciones de este según el país en donde se encuentre, como en el caso de Bulgaria (@RafaelPoulain, 2018) (ver Ilustración 31).

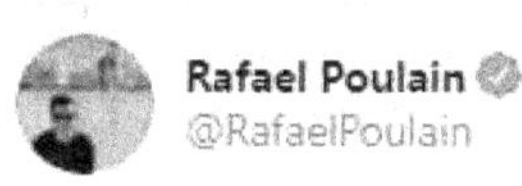

En Bulgaria la gente mueve lo cabeza de arriba a abajo para decir "No" y de un lado a otro para decir "Sí".

#RaFacts

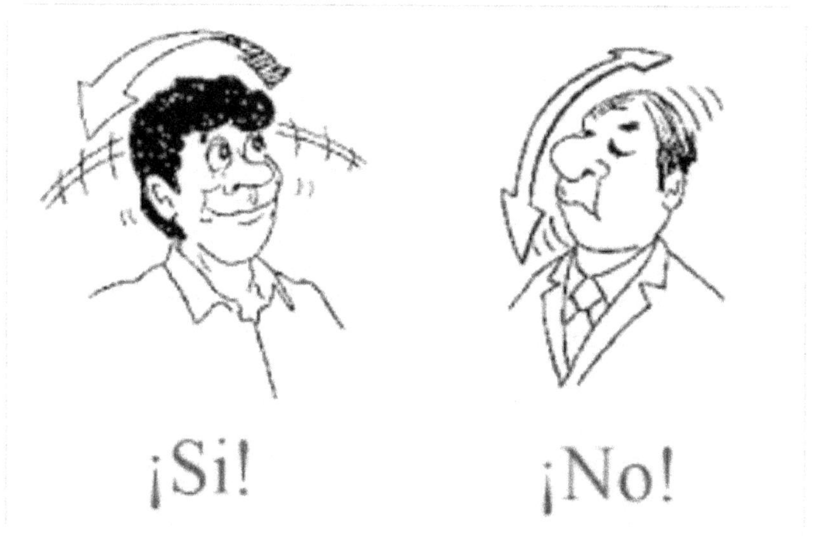

Ilustración 31 Modismo en Bulgaria

Dentro de estos estudios culturales, se enmarca el análisis de los componentes sociales, como el reconocimiento de gestos o de rostros siendo estos esenciales en la comunicación no verbal.

Si bien, no tenemos dificultad en reconocer los rasgos de una persona de nuestro país, nos cuesta más en cuanto vamos alejándonos geográficamente, de ahí el dicho de "todos los chinos son iguales", ya que tenemos especial dificultad en identificar los rasgos distintivos en su expresión e incluso en su rostro, pero ¿por qué todos los chinos nos parecen iguales?

Esto es lo que ha tratado de responderse con una investigación realizada desde la Facultad de Psicología y Ciencia Cognitiva de la Universidad Normal del Este de China; y la Facultad de Educación de la Universidad de Zhejiang (China); junto con el Departamento de Psicología de la Universidad Estatal de Humboldt (EE.UU.); y el Instituto de Neurociencias y Psicología de la Universidad de Glasgow (Reino Unido) (Wang et al., 2019).

La investigación se realizó en tres etapas, en la primera, se seleccionaron 50 hombres y 50 mujeres todos chinos, a los cuales se les realizó seis fotografías del rostro; luego 10 hombres y 22 mujeres evaluaron la emoción de los rostros para quedar únicamente con aquellos que fuesen neutros; por último, 10 hombres y 10 mujeres debían de identificar hasta 14 rasgos del rostro en una escala tipo Likert del 1 al 7, siendo el 1, baja presencia del rasgo y el 7, alta presencia del rasgo.

Los resultados muestran que hay dos rasgos que explican el 85% de la varianza, el primero el de accesibilidad/valencia, mientras que el segundo era la cordialidad.

En investigaciones anteriores se ha comprobado cómo el primer caso, el rasgo de accesibilidad/valencia también es usado por la población occidental, y daría cuenta de una cara afable e "inofensiva".

Con respecto al segundo rasgo, el de cordialidad, no es un elemento que se emplee para distinguir los rostros por parte de los occidentales, siendo un rasgo distintivo en el procesamiento de los rostros entre los asiáticos.

Por todo lo anterior se puede concluir que existe un componente cultural en el procesamiento del rostro que permite a unos fijarse más en unos rasgos que en otros a la hora de diferenciarlos.

Una vez comentado sobre la "dificultad" para distinguir entre individuos de otra raza, e incluso entre poblaciones con rasgos parecidos, como por ejemplo entre filipinos, chinos o coreanos, todos ellos con la piel de color amarillenta y los ojos rasgados, cabe analizar el problema de la violencia hacia este colectivo.

Al respecto se ha de realizar un análisis donde se tenga en cuenta la personalidad o salud mental del atacante, como sobre sus características sociodemográficas, laborales e incluso de relaciones sociales, e igualmente se ha de analizar el ambiente más próximo para lograr "comprender" cuál podría ser el detonante de estos ataques a dicha población.

Mucho se ha hablado del odio entre razas, de factores asociados a la inmigración o a un erróneo sentimiento de "protección" nacional, pero todo han sido conjeturas; igualmente ha habido acusaciones de tipo política, en el sentido de señalar a uno u otro como "responsable" de ciertos sentimientos extremistas.

Algunos analistas han indicado cómo en las redes sociales se ha ido radicalizando las opiniones, y concretando en ideas específicas de cómo atentar, dejando de lado las discusiones más teóricas, y que precisamente esa concreción podría haber sido la "fuente de inspiración" de alguno de estos agresores, por lo que, sin llegar a ninguna conclusión, las ideas predominantes en estos momentos para poder "explicar" el hecho son de tipo político y de uso tecnológico, pero ¿sirven las redes sociales al radicalismo?

Esto es lo que ha tratado de responderse con una investigación realizada desde la Universidad de Princeton y la Universidad de Ithaca; con el Instituto de cómputo de la Universidad de Maxon, y la Universidad de Indiana (EE.UU.); junto a la Universidad de Qtar (Qtar) (Alizadeh, Weber, Cioffi-Revilla, & Science, 2019).

En este caso se trata de una investigación basada en las publicaciones de Twitter, una de las redes sociales más activas en cuanto a expresión de emociones se refiere.

En el estudio se incluyeron a 10.000 cuentas de usuarios, la mitad de ellos se autodenominaban a sí mismos como liberales y la otra mitad como conservadores.

Se realizó un análisis de sus textos excluyendo los links y los Retweets, clasificándolos en función del nivel de "extremismo" comparando entre los más y menos extremistas de la misma opción política, frente a los de la otra opción política.

Los resultados indican que aquellos que se muestran más extremistas independientemente de su opción política comparten menos emociones positivas y más negativas frente a los no extremistas, aunque dicha diferencia no resultó significativa. Igualmente hallaron que los liberales tienden a expresarse de una forma más ansiosa que los conservadores. Entre las limitaciones del estudio hay que señalar que los autores excluyeron los Retweets, esto es, aquellos que no fueron originariamente elaborados por los participantes, aspecto que excluye buena parte de la comunicación política, basada precisamente en "repetir" las consignas de los líderes de opinión, ya sean estos los propios políticos o el personal de las campañas electorales.

Igualmente, a la hora de seleccionar a los participantes se asumió que cada cuenta pertenecía a una única persona, aspecto que no siempre se corresponde ya que, en ocasiones, los individuos, especialmente los más activos tienen varias cuentas con las que divulgar sus ideas y emociones, por lo que al no controlar este aspecto podría estar aumentando el efecto encontrado. A pesar de lo anterior se trata de una manera innovadora de afrontar el problema de extremismo divulgado por redes sociales.

En tiempos del COVID-19 las comunidades chinas de distintos países han solicitado que no se les estigmatice, insulte o agreda, debido a que han estado sufriendo este tipo de vejaciones, acusándoles de los efectos de una enfermedad que se inició a miles de kilómetros de donde vivían. Así en algunos países han sufrido actos vandálicos en contra de sus establecimientos, lo que ha llevado a que por prevención de una escalada sean ellos mismos los que han decidido cerrar temporalmente (@PensandoValdem2, 2020) (ver Ilustración 32) y "aislarse" de la población, similar a lo acontecido en algunos colegios donde padres chinos han decidido no llevar a sus hijos a las escuelas para evitar "malentendidos".

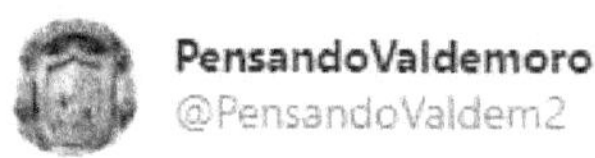

PensandoValdemoro
@PensandoValdem2

Cierran los comercios "chinos" de #Valdemoro. La llegada del #coronavirus a nuestra ciudad parece estar detrás de la causa de este cierre. Los pocos que permanecen abiertos atiende a sus clientes con mascarilas

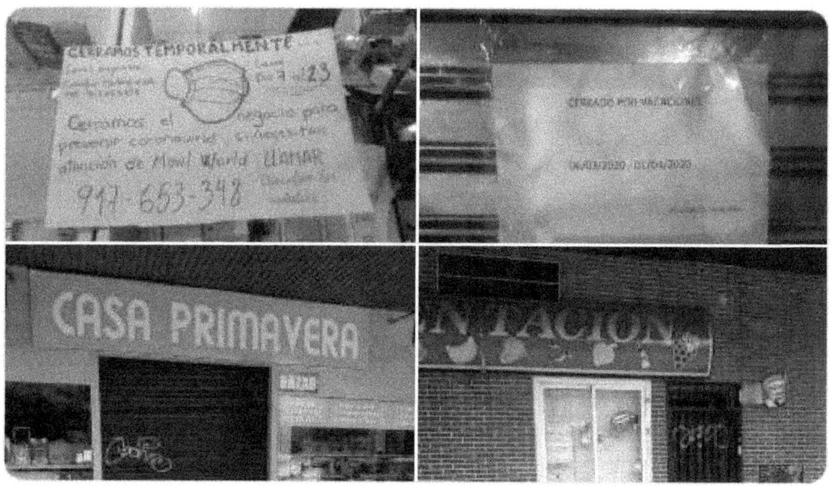

Telenoticias Telemadrid y 9 más

9:43 a. m. · 7 mar. 2020 · Twitter Web App

Ilustración 32 Cierre de "chinos"

Listado de Ilustraciones

Tweets referenciados

@Cahora. (2020). Canarias Ahora en Twitter: "?? Arranca de un mordisco un trozo de oreja a un hombre que le recriminó un comentario xenófobo hacia un trabajador chino #SUCESOS #GRANCANARIA https://t.co/Q38MF6fP8T https://t.co/rwZc8HdH7H" / Twitter. Retrieved April 4, 2020, from https://twitter.com/Cahora/status/1234787142020325376

@CRCiencia. (2018). CRCiencia en Twitter: "La raza es una idea de agrupamiento social > desde la biología y la genética solo existe una única raza, la humana https://t.co/iqskDVs7ad #Biologia https://t.co/3hWJmhMWx4" / Twitter. Retrieved April 4, 2020, from https://twitter.com/CRCiencia/status/1054437251889934337

@informativost5. (2020). Informativos Telecinco en Twitter: "Temor al coronavirus: le propinan un puñetazo por defender a su amiga china https://t.co/ogWSEkZS71" / Twitter. Retrieved April 4, 2020, from https://twitter.com/informativost5/status/1231573028691152896

@maestrocarlosef. (2019). PRoFe CaRLoS en Twitter: "Y llegó el día, hoy 12 de noviembre de 2019 celebramos el Día contra la obesidad infantil desde el proyecto del @CaMiNoPieFCiToS con la campaña DA UN SALTO

CONTRA LA OBESIDAD INFANTIL en la que llenaremos los centros educativos d. Retrieved April 4, 2020, from https://twitter.com/maestrocarlosef/status/1194108678288 396291

@minsalud. (2020). Ministerio de Salud en Twitter: "El país se mantiene a cero casos sospechosos y cero casos confirmados de coronavirus (COVID-19). Unámonos a la prevención de esta enfermedad siguiendo estas recomendaciones: ? https://t.co/7S4oeZJ9cb" / Twitter. Retrieved April 4, 2020, from

https://twitter.com/minsalud/status/1233958380710043651

@Newtral. (2020). Newtral en Twitter: "Mascarillas, viseras e incluso respiradores. Miles de personas con impresoras 3D están intentando ayudar al personal sanitario creando material EPI en sus casas. https://t.co/lSVH3rjmMF https://t.co/peyLSQDWDP" / Twitter. Retrieved April 4, 2020, from

https://twitter.com/Newtral/status/1244782470580576257

@PanamericanaTV. (2020). Panamericanatv en Twitter: "Níger: estampida humana durante entrega de alimentos deja al menos 20 muertos https://t.co/I1sVi3aBjb https://t.co/tZAld1tAMb" / Twitter. Retrieved April 4, 2020, from

https://twitter.com/PanamericanaTV/status/122981547558 6113536

@PensandoValdem2. (2020). PensandoValdemoro en Twitter: "Cierran los comercios "chinos" de #Valdemoro. La llegada del #coronavirus a nuestra ciudad parece estar detrás de la causa de este cierre. Los pocos que permanecen abiertos atiende a sus clientes con mascarilas https://t.co/. Retrieved April 4, 2020, from https://twitter.com/PensandoValdem2/status/12362109619 39337217

@RafaelPoulain. (2018). Rafael Poulain en Twitter: "En Bulgaria la gente mueve lo cabeza de arriba a abajo para decir 'No' y de un lado a otro para decir 'Sí'. #RaFacts https://t.co/EFwRsDnknm" / Twitter. Retrieved April 4, 2020, from https://twitter.com/RafaelPoulain/status/101389634344044 9537

@Renzo_Utili. (2020). Renzo en Twitter: "??? ITALIA aisla en rígida Cuarentena a 16 Millones de personas, nadie podrá salir o entrar solo por motivos muy urgentes: mapa https://t.co/jOCVj3DtrS" / Twitter. Retrieved April 4, 2020, from https://twitter.com/Renzo_Utili/status/12366207250181161 01

@RevistaSemana. (2020). Revista Semana en Twitter: "Un tribunal de Londres decidió este miércoles convocar al excanciller @BorisJohnson, candidato favorito para reemplazar a la primera ministra Theresa May, acusado de haber mentido deliberadamente durante la campaña del referénd. Retrieved April 4, 2020, from https://twitter.com/RevistaSemana/status/1133704540409

040896

@RSF_ES. (2020). RSF España en Twitter: "COSTA DE MARFIL | Fuertes multas para dos periodistas por publicar "noticias falsas". RSF expresa su preocupación por este paso atrás en un país que llevaba varios años mejorando en libertad de prensa // Inglés, web de @RSF_inter h. Retrieved April 4, 2020, from https://twitter.com/RSF_ES/status/1246139604132077570

@sanidadgob. (2020a). Ministerio de Sanidad en Twitter: "?La limpieza adecuada y frecuente de las manos es más eficaz que el uso de guantes, porque: ➡️Usarlos durante mucho tiempo hace que se ensucien y puedan contaminarse ➡️Quitarse los guantes sin contaminarse las manos no. Retrieved April 4, 2020, from https://twitter.com/sanidadgob/status/1245983562509307904

@sanidadgob. (2020b). Ministerio de Sanidad en Twitter: "Nuestras vidas han cambiado de la noche a la mañana con la crisis del #COVID19 en el mundo Es importante: ✔️Reconoce tus emociones ✔️Genera una rutina ✔️Céntrate en lo que puedes hacer ✔️Cuídate ✔️Desconecta ✔️Mantén con. Retrieved April 4, 2020, from https://twitter.com/sanidadgob/status/1243568462808731658

@SeremiSaludRM. (2020). Seremi de Salud RM en Twitter: "#CuidémonosEntreTodos . Respeta la cuarentena en tu

hogar. Hazlo por ti y tu familia. Denuncia en ??
https://t.co/TMt3CLXiGV para quienes no lo respeten.
https://t.co/juLHxEDxEz" / Twitter. Retrieved April 4, 2020,
from
https://twitter.com/SeremiSaludRM/status/1243929339248
300032

@shildalys. (2020). ☪hildaly☪ en Twitter: "#coronoavirus 24 d
enero 2020: #China pone en cuarentena 8 ciudades más en
la provincia d Hubei, atrapando a 35 millones de residentes
en sus ciudades. Al cierre d esta edición, 2019-nCoV ha
matado a 26 pacientes, todos en China. En. Retrieved April
4, 2020, from
https://twitter.com/shildalys/status/1220867654560468998

@SilenciosoVox. (2020). Vamos a vencer al virus ● ?? en
Twitter: "Holanda eres de PM https://t.co/N13ErnNhJO" /
Twitter. Retrieved April 4, 2020, from
https://twitter.com/SilenciosoVox/status/124362320590820
1472

@VicentGrimalt. (2020). Vicent Grimalt en Twitter:
"Finalmente, la crisis por el coronavirus nos obliga, por
razones obvias de prevención, a aplazar la celebración de
las Fallas también en #Dénia, según ha acordado el Govern
de la Generalitat. Entendemos la decepción y la preocu.
Retrieved April 4, 2020, from
https://twitter.com/VicentGrimalt/status/12374999636780
89216

Referencias

Alizadeh, M., Weber, I., Cioffi-Revilla, C., & Science, S. F. (2019). Psychology and morality of political extremists: evidence from Twitter language analysis of alt-right and Antifa. *Springer.* Retrieved from https://link.springer.com/article/10.1140/epjds/s13688-019-0193-9

Beißert, H. M., & Hasselhorn, M. (2016). Individual Differences in Moral Development: Does Intelligence Really Affect Children's Moral Reasoning and Moral Emotions? *Frontiers in Psychology, 7*(DEC), 1961. https://doi.org/10.3389/fpsyg.2016.01961

Brotherton, R., French, C. C., & Pickering, A. D. (2013). Measuring Belief in Conspiracy Theories: The Generic Conspiracist Beliefs Scale. *Frontiers in Psychology, 4*(MAY), 279. https://doi.org/10.3389/fpsyg.2013.00279

Dungan, J. A., Young, L., & Waytz, A. (2019). The power of moral concerns in predicting whistleblowing decisions. *Journal of Experimental Social Psychology, 85,* 103848. https://doi.org/10.1016/j.jesp.2019.103848

Egloff, B., Schwerdtfeger, A., & Schmukle, S. C. (2005). Temporal stability of the Implicit Association Test-Anxiety. *Journal of Personality Assessment, 84*(1), 82–88. https://doi.org/10.1207/s15327752jpa8401_14

Greenwald, A. G., McGhee, D. E., & Schwartz, J. L. K. (1998). Measuring individual differences in implicit cognition: The implicit association test. *Journal of Personality and Social Psychology, 74*(6), 1464–1480. https://doi.org/10.1037/0022-3514.74.6.1464

Hendin, H. M., & Cheek, J. M. (1997). Assessing hypersensitive narcissism: A reexamination of Murray's Narcism Scale. *Journal of Research in Personality, 31*(4), 588–599.

Herman, J. L., Stevens, M. J., Bird, A., Mendenhall, M., & Oddou, G. (2010). The Tolerance for Ambiguity Scale: Towards a more refined measure for international management research. *International Journal of Intercultural Relations, 34*(1), 58–65. https://doi.org/10.1016/j.ijintrel.2009.09.004

Holland, P. C., & Gallagher, M. (1993). Effects of Amygdala Central Nucleus Lesions on Blocking and Unblocking. *Behavioral Neuroscience, 107*(2), 235–245. https://doi.org/10.1037/0735-7044.107.2.235

Holland, P. C., & Gallagher, M. (1999, February 1). Amygdala circuitry in attentional and representational processes. *Trends in Cognitive Sciences,* Vol. 3, pp. 65–73. https://doi.org/10.1016/S1364-6613(98)01271-6

Hübner, G., Mohs, A., & Petersen, L. E. (2014). The Role of Attitude Strength in Predicting Organ Donation Behaviour by Implicit and Explicit Attitude Measures. *Open Journal of Medical Psychology, 03*(05), 355–363. https://doi.org/10.4236/ojmp.2014.35037

Infante, D. A., & Wigley, C. J. (1986). Verbal aggressiveness: An interpersonal model and measure. *Communication*

Monographs, *53*(1), 61–69. https://doi.org/10.1080/03637758609376126

Kohlberg, L. (1969). *Stage and sequence; The cognitive-developmental approach to socialization.*

Lang, P., Bradley, M., Cuthbert, B., Lang, P., Bradley, M., Cuthbert, B., … Simons, R. (1997, January 1). *Motivated attention: affect, activation and action.*

Lazar, J. N., & Pearlman-Avnion, S. (2014). Effect of Affect Induction Method on Emotional Valence and Arousal. *Psychology,* *05*(07), 595–601. https://doi.org/10.4236/psych.2014.57070

Lee, S. A., Gibbons, J. A., Thompson, J. M., & Timani, H. S. (2009). The Islamophobia scale: Instrument development and initial validation. *Ethics and Behavior,* *19*(2), 92–105. https://doi.org/10.1080/10508610802711137

Levine, T. R., & Mccroskey, J. C. (1990). Measuring Trait Communication Apprehension: A Test Of Rival Measurement Models Of The Prca-24. *Communication Monographs,* *57*(1), 62–72. https://doi.org/10.1080/03637759009376185

Li, M., Taylor, E. G., Atkins, K. E., Chapman, G. B., & Galvani, A. P. (2016). Stimulating influenza vaccination via prosocial motives. *PLoS ONE,* *11*(7), e0159780. https://doi.org/10.1371/journal.pone.0159780

Luhtanen, R., & Crocker, J. (1992). A collective self-esteem scale: Self-evaluation of one's social identity. *Personality and Social Psychology Bulletin,* *18*(3), 302–318.

https://doi.org/10.1177/0146167292183006

Norton, M. I., Mochon, D., & Ariely, D. (2012). The IKEA effect: When labor leads to love. *Journal of Consumer Psychology*, *22*(3), 453–460. https://doi.org/10.1016/j.jcps.2011.08.002

Phelps, E. A., O'Connor, K. J., Cunningham, W. A., Funayama, E. S., Gatenby, J. C., Gore, J. C., & Banaji, M. R. (2000). Performance on indirect measures of race evaluation predicts amygdala activation. *Journal of Cognitive Neuroscience*, *12*(5), 729–738. https://doi.org/10.1162/089892900562552

Pommier, E., Neff, K. D., & Tóth-Király, I. (2020). The Development and Validation of the Compassion Scale. *Assessment*, *27*(1), 21–39.

Salazar, L. R. (2016). The relationship between compassion, interpersonal communication apprehension, narcissism and verbal aggressiveness. *The Journal of Happiness and Well-Being*, *4*(1), 1–14. Retrieved from http://www.journalofhappiness.net/article/the-relationship-between-compassion-interpersonal-communication-apprehension-narcissism-and-verbal-aggressiveness

Swami, V., Barron, D., Weis, L.& Furnham, A. (2018). To Brexit or not to Brexit: The roles of Islamophobia, conspiracist beliefs, and integrated threat in voting intentions for the United Kingdom European Union. *British Journal of Psychology*, *109*(1), 156–179. https://doi.org/10.1111/bjop.12252

van den Bos, R., Jolles, J. W., & Homberg, J. (2013, June 5). Social modulation of decision-making: A cross-species review. *Frontiers in Human Neuroscience*, Vol. 7, p. 301. https://doi.org/10.3389/fnhum.2013.00301

Wang, H., Han, C., Hahn, A. C., Fasolt, V., Morrison, D. K., Holzleitner, I. J., … Jones, B. C. (2019). A data-driven study of Chinese participants' social judgments of Chinese faces. *PLoS ONE*, *14*(1). https://doi.org/10.1371/journal.pone.0210315

Weiß, R. H., Osterland, J., & Cattell, R. B. (1977). *Grundintelligenztest Skala 1: CFT 1*. Westermann.

Wukmir, V. J. (1967). *Emoción y sufrimiento: endoantropología elemental*. Editorial Labor.

Capítulo 3. Salud Mental y Confinamiento

Si bien el confinamiento puede ser una de las medidas más mediáticas e incluso impopulares, sobre todo cuando por primera vez en la historia el gobierno chino llegó a clausurar una de sus provincias impidiendo la libre circulación de sus habitantes, y dictaminando que se encerrasen en sus casas permitiéndoles salir únicamente para conseguir víveres con los que alimentarse.

Situación inédita hasta la fecha, pero que está justificada desde las autoridades sanitarias como forma de combatir la expansión del COVID-19 y con ello reducir la posibilidad de contagiar a otros ciudadanos, además de esta manera se "protege" al resto del país de la expansión del mismo.

Medida que fue adoptada por Italia cuando el número de afectados creció descontroladamente, y luego por otros muchos países con una mayor o menor restricción.

Si nos ponemos en la piel de un ciudadano de a pie de dicha localidad, nos daremos cuenta de lo que implica que de la noche a la mañana te veas limitado en tus desplazamientos, encerrado en tu propia casa por días y días, sin saber cuánto durará la situación y ni siquiera si es efectiva.

Además, sólo aquellos que tienen recursos económicos

e incluso que trabajan por internet pueden sentirse aliviados de la situación de tener que enfrentarse al dilema sobre cómo pagar una vez que se les hayan acabado el poco dinero que tenga, ya que de ninguna forma van a poder acudir a trabajar, pues todo está cerrado.

Al menos esta es la situación que ha vivido millones de habitantes durante meses, con la incertidumbre añadida de desconocer cómo se transmite el virus, y si ellos mismos están contagiados o no.

Una situación de estrés mantenida en el tiempo, que va a marcar de forma diferente a cada uno en virtud de sus propias características psicológicas, lo que en algunos casos va a tener consecuencias a medio y largo plazo una vez superada la cuarentena.

Así es previsible que se vaya a producir un mayor número de casos de depresión o de estrés postraumático frente a la población que no tuvo que pasar por dicho encierro domiciliario, tal y como se ha visto entre los aislados en el caso del Síndrome Respiratorio Agudo Grave, el cual es de la familia de los coronavirus que provoca neumonía grave cuya aparición se produjo en el 2003 (Luna, 2020).

De ahí que desde los organismos internacionales y los colegios profesionales de psicólogos se estén ofreciendo recomendaciones encaminadas a preservar la salud mental de aquellos que tienen que estar confinados en sus casas durante meses.

Así se ha tratado de ocupar mediante actividades de ocio a los ciudadanos, además de recomendar llevar una vida ordenada en cuanto a alimentación, higiene y deporte se refiere, adaptado a cada edad. Al respecto, seguro que habrás escuchado esa expresión de "mens sana in corpore sane", que viene a significar que para tener una adecuada salud mental también hay que cuidar el cuerpo físico, aspecto que en ocasiones no se tiene demasiado en cuenta, pero que a la hora de querer hacerlo surgen una serie de preguntas, ¿hay que realizar ejercicio diariamente?, ¿qué tipo de ejercicio sería el más conveniente?, o ¿cuánto tiempo se ha de dedicar al ejercicio?, son cuestiones habituales que han de responderse.

Si bien con anterioridad a la aparición del COVID-19 cuando alguien era preguntado por la calle por entrevistadores que recogían información sobre los hábitos saludables de los ciudadanos, estos atribuían a la falta de tiempo como la principal causa para no realizar ejercicio físico a diario, pero en las circunstancias actuales de confinamiento, el tiempo ya no es excusa, tal y como lo reflejan las recomendaciones oficiales (@ConsejoCOLEF, 2020) (ver Ilustración 33).

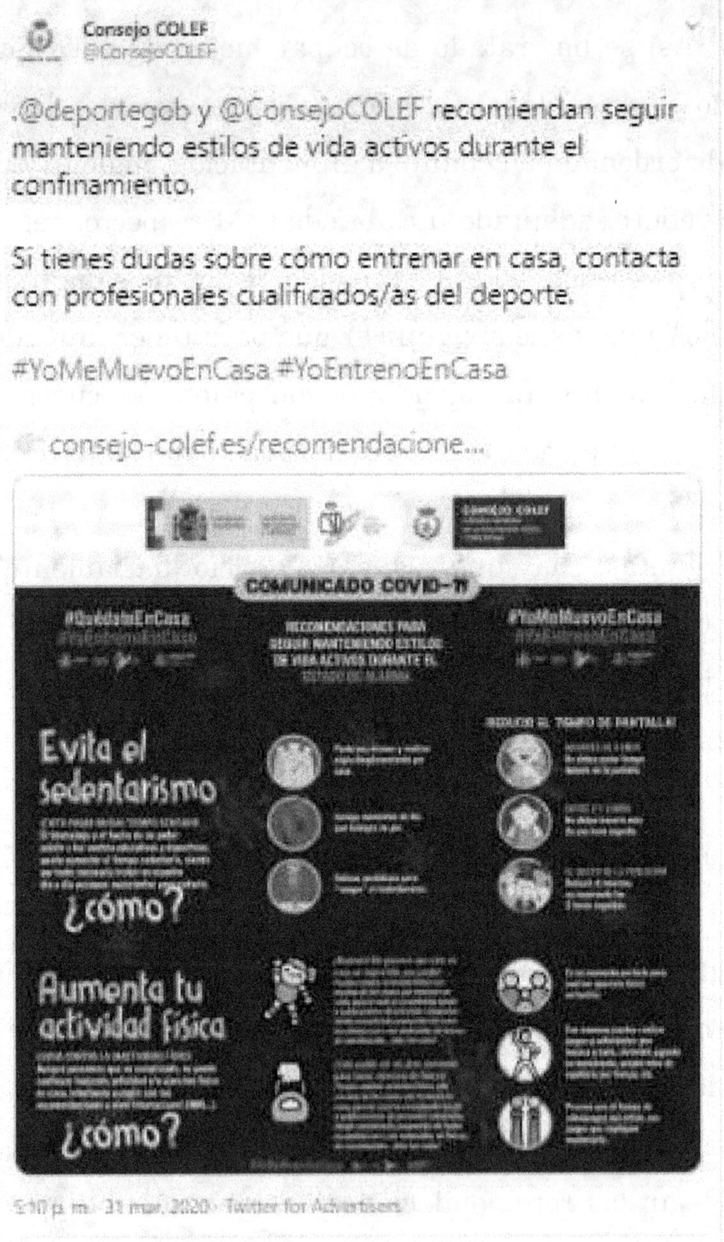

Ilustración 33 Tweet Deporte en Confinamiento

Si hay algo claro es en cuanto a los muchos beneficios de la práctica diaria de ejercicios a nivel moderado, ya sea en la oxigenación del organismo, además de ayudarle a tonificar y mantener una adecuada flexibilidad, pero ¿realmente el ejercicio ayuda al cerebro?

Esto es lo que ha tratado de resolverse mediante una investigación realizada desde el Hospital Punan Shanghái; la Universidad del Deporte de Shanghái y la Universidad del Deporte de Tianjin (China) (Pi et al., 2019).

En el estudio participaron 46 varones, con edades comprendidas entre los 19 a 22 años, siendo 21 de ellos profesionales del baloncesto que se entrenaban de promedio seis horas al día, durante cinco días a la semana, y el resto eran estudiantes universitarios que no practicaban habitualmente ningún deporte los cuales pertenecerían al grupo control.

A todos ellos se les realizó un análisis mediante tensor de difusión donde se obtiene la densidad de la sustancia blanca la cual permite la interconectividad entre áreas, regiones y hemisferios.

Los resultados de la comparación entre los deportistas y los no deportistas, muestra que los expertos tienen rutas más cortas entre regiones, lo que les facilita ser más eficaces en sus ejecuciones, observándose como los circuitos implicados en las tareas asociadas a dicha práctica deportiva están especialmente optimizados para la atención y el procesamiento visual.

Aspectos fundamentales en este deporte, donde no sólo consiste en tirar a canasta, para lo cual hay que "ver bien" la canasta, si no que en un partido la mayoría del tiempo se emplea en pasar o quitar el balón del contrario, por lo que hay que estar atento a las señales de los compañeros que le van a pasar el balón, a las indicaciones del entrenador y en ver las trayectorias de los balones en manos de los contrarios para interceptarlos.

Además, el resultado anterior se relaciona significativamente con el número de años de entrenamiento, así a más años de entrenamiento, mayor rendimiento a nivel cerebral.

Por tanto, y sin llegar a la necesidad de ser un deportista profesional, sí cabe afirmar que la práctica diaria, aunque sea moderada va a ayudar a nuestro cerebro a optimizar diversos procesos, en función del deporte seleccionado.

Por lo que es recomendable llevar a cabo algún tipo de actividad, con lo que mejorar y tonificar el cuerpo además de mantener un cerebro "sano" y optimizado, reduciendo así las horas de sedentarismo el cual se ha visto asociado con determinados problemas de salud, con lo que el ejercicio también va a permitir prevenir estos.

Emociones durante el Confinamiento

Si algo ha caracterizado a la sociedad occidental, especialmente en la última década ha sido en la búsqueda de la felicidad, al respecto se han escrito cientos de manuales de autoayuda, tratando de enseñar a descubrir la felicidad personal.

Aunque cada autor la ha definido de forma diferente, y ha establecido un "camino" distinto para alcanzarlo, han coincidido en entender que se trata de una necesidad social, a la que hay que dar respuesta, donde parece que todos deberían alcanzar la felicidad, como si de una norma social se tratase, pero ¿quién no querría ser feliz?

Muchas son las exigencias sociales que se establecen para llevar una "buena vida", no siendo suficiente con tener un trabajo, una casa o un coche, si bien este es el planteamiento que se podía hacer uno, cuando las circunstancias cambian, como por ejemplo con las medidas de confinamiento adoptados, en donde los objetivos y deseos que se tenían con anterioridad parecen ahora "poco realistas" y la incertidumbre sobre la enfermedad y del qué pasará después hacen mella en las personas, entonces cabría preguntarse ¿no alcanzar la felicidad por la que se ha estado trabajando y luchando durante tanto tiempo puede llevar a la depresión?

Esto es precisamente lo que se ha tratado de averiguar mediante una investigación desde la Escuela de Psicología de la Universidad de Nueva Gales del Sur, junto con la Universidad Católica Australiana (Australia) y el Departamento de Psicología de la Universidad de Leuven (Bélgica) (Bastian et al., 2015).

En el estudio participaron 200 universitarios belgas, con un rango de edad entre los 17 a 24 años, de los cuales 110 eran mujeres, extraídos de una muestra de 786 voluntarios. De todos ellos se evaluaron las expectativas sociales, especialmente en lo que respecta a las emociones negativas, como ante la soledad, depresión, tristeza o ansiedad; así se midió la presencia de sintomatología depresiva mediante la escala estandarizada denominada Center for Epidemiological Studies Depression (Radloff, 1977); e igualmente se evaluó el nivel de soledad percibida mediante la U.C.L.A. Loneliness Scale (Russell, 1996).

Además, todos los participantes pasaron por una situación donde se les manipulaba emocionalmente, haciendo sentir al estudiante mejor o peor con sigo mismo.

Los resultados muestran que aquellos alumnos que tienen mayores expectativas sociales para alcanzar la felicidad son los que peor soportan no lograrlo, provocando en ellos sentimientos de soledad y depresión. En cambio, los alumnos que tenían bajas expectativas sociales sobre la posibilidad de alcanzar la felicidad, resultaron ser los más tolerantes ante el hecho de no lograrlo, no presentándose de forma tan acusada los sentimientos de soledad y depresión.

Resultados que permiten reflexionar sobre las exigencias sociales, y cómo estás en ocasiones en vez de facilitar el camino hacia la felicidad, lo entorpecen, al pedir más de lo que la persona puede conseguir, convirtiéndolo en un "fracasado social", lo que acarrea sentimientos negativos que pueden conducir a la depresión.

Exigencias interiorizadas, y en el caso actual de muchos países de confinamiento, hace que aquellas personas que han perdido su empleo puedan experimentar sentimientos negativos y pensamientos de fracaso personal, debido a que siguen midiéndose por los mismos criterios de "éxito social" anteriores al confinamiento.

Situación que ha afectado a los trabajadores que por la temporalidad de sus contratos o por que las características de sus ocupaciones son difícilmente reconvertibles al teletrabajo, no hacen sino agravar la situación de precariedad que viven, haciendo que el confinamiento pueda ser el detonante de un problema de salud mental, que se puede iniciar con la aparición de la sintomatología depresiva unido a un fuerte sentimiento de infelicidad personal (@diariodeburgos, 2020) (ver Ilustración 34).

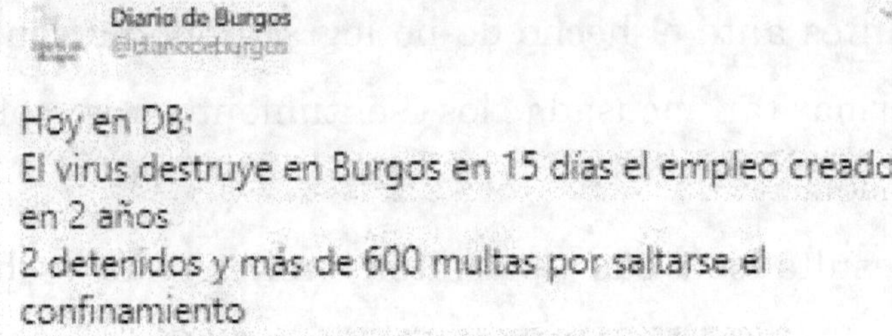

Hoy en DB:
El virus destruye en Burgos en 15 días el empleo creado en 2 años
2 detenidos y más de 600 multas por saltarse el confinamiento
Bajan un 70% las urgencias desde el coronavirus
Infantil y Primaria pierden otros mil alumnos de Religión
Suspendida sine die la Liga ACB

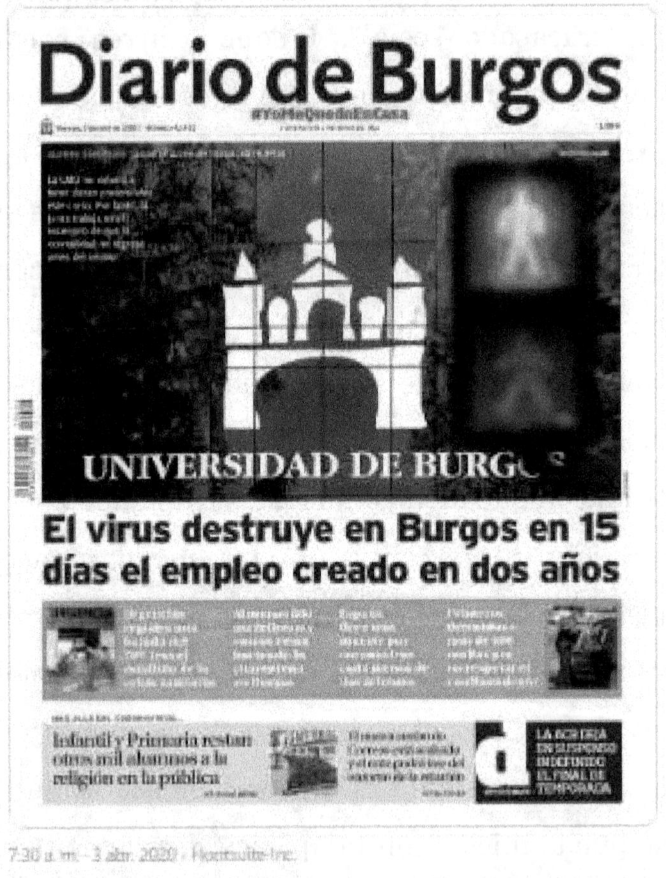

7:30 a. m. · 3 abr. 2020 · Hootsuite Inc.

Ilustración 34 Tweet Paro ante el Confinamiento

Una variable importante y fundamental a la hora de relacionar las experiencias vitales con las emociones es la Inteligencia Emocional, así una adecuada formación durante la infancia, le va a permitir a la persona tener las herramientas necesarias para afrontar la frustración que provoca no poder llegar a las expectativas sociales de la felicidad, cuando esta no se alcanza.

La felicidad, tal y como se ha visto, está intrínsecamente relacionada con las emociones, pero ¿qué pasa con la felicidad cuando la persona se ve sometida a alteraciones emocionales?

El estado de ánimo es la forma en la que uno se enfrenta a las actividades diarias, y cómo se responde ante las dificultades que van surgiendo.

Lo saludable es ir adaptando el estado a las circunstancias, así en un momento determinado se puede requerir de un cierto nivel de actividad superior, bien para dar una respuesta rápida o enérgica; en cambio, en otros momentos estas deben ser calmadas y pausadas.

Por lo que cada uno a lo largo del día suele pasar por casi todos los estados de ánimo, con momentos de mayor o menor intensidad de activación personal en función de las circunstancias que rodean al individuo.

Pero cuando estos estados se ven alterados, se está respondiendo de forma desajustada a los requerimientos del momento, es decir de una forma inadecuada, con sobreactividad o inactividad a pesar de que las circunstancias no lo requieran.

Eso no sólo va a poner en riesgo la eficacia del trabajo que se esté desarrollando, sino que además va a afectar a las relaciones sociales, familiares y de pareja.

Estas alteraciones del estado del ánimo pueden llegar a hacerse "crónicas", provocando que la persona mantenga un nivel de activación elevado continuado, con el consiguiente gasto sobre su salud, causando irritabilidad, repetidas salidas de tono y hasta agresividad, tal y como se puede observar en los trastornos por ansiedad, donde existe un continuo y elevado nivel de activación no justificado por las circunstancias.

Cuando se hace crónica una respuesta de baja actividad, se van a ver perjudicada las relaciones sociales, familiares y personales, pero por lo contario, por la excesiva pasividad, que puede derivar en la inacción y a la dependencia absoluta de otros para hacer hasta las tareas más simples. Esto es lo que sucede en el trastorno de depresión mayor, donde un estado relajado y pausado se hace crónico y pasa a ser parte de la forma de actuar del individuo.

Estos son los casos más frecuentes implicados en la aparición de trastornos del estado de ánimo, aunque también se puede producir una combinación entre ambos estados, cambiando de uno depresivo a uno maniaco, en este caso se estaría ante un trastorno bipolar, en donde lo que predomina, precisamente son los cambios del estado de ánimo desajustados a las circunstancias que se viven.

El repentino cambio de estado, sin previo aviso, o la intensidad de algunos episodios, tanto maníacos como depresivos pueden desconcertar e incluso confundir a las personas próximas.

Aunque actualmente existen tratamientos específicos para el control de los síntomas, lo que le proporciona un mayor período de tiempo estable, este tratamiento en ocasiones es abandonado por los pacientes.

El creer que ya se está "curado" o que ya "no los necesita" son los principales motivos que argumentan para dejar la medicación, pero ¿cómo vivencian los pacientes con Trastorno Bipolar su psicopatología?

Esto es lo que se ha tratado de averiguar desde el Departamento de Psicología de la Universidad de Kumaun (India) (Chandola, 2016).

En el estudio participaron 40 pacientes diagnosticados con trastorno bipolar y 40 sin dicho trastorno que actuarían como grupo control con el que comparar; a todos ellos se les pidió que rellenaran el Dimension Personality Inventory (Bhargawa, 2012).

Los resultados muestran diferencias significativas en cuanto a género (mayor incidencia en mujeres); en edad (mayor incidencia entre los adultos de entre 40 a 50 años frente a los jóvenes entre 20 a 30 años), pero no se encontraron diferencias significativas entre la valoración de los pacientes con trastorno bipolar frente al grupo control.

Los autores del estudio señalan que el hallazgo es inesperado ya que a diferencia de otras psicopatologías en donde se expresa con síntomas menos evidentes, donde el paciente es consciente y sufre por su enfermedad, en el caso del trastorno bipolar en donde se da una dualidad de síntomas evidentes para cualquier persona externa, a pesar de ello dicha situación no le produce sufrimiento psicológico.

Así padecer este trastorno en una situación como la del confinamiento por días y días, puede acarrear una serie de problemas en dicho paciente, tanto en cuanto al cumplimiento del tratamiento se refiere, pudiendo tender a abandonarlo y con ello a incrementarse su sintomatología; como con respecto a la convivencia con otros miembros de la familia o cuidadores, los cuales van a sufrir el abandono de la medicación siendo en algunos casos el objeto de los episodios maníacos que va a sufrir el paciente bipolar (@ma_pureza, 2020) (ver Ilustración 35).

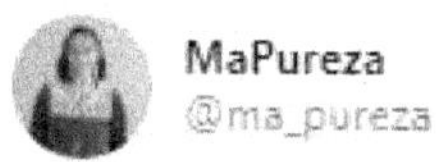

Hoy, en el Día Mundial del Trastorno Bipolar, hagamos conciencia sobre esta enfermedad. El aislamiento puede ser desafiante para muchos, pero es un reto para aquellos que tienen enfermedades mentales. Tengamos empatía con aquellos que las sufren.

(📷 bit.ly/2Uxxiu1)

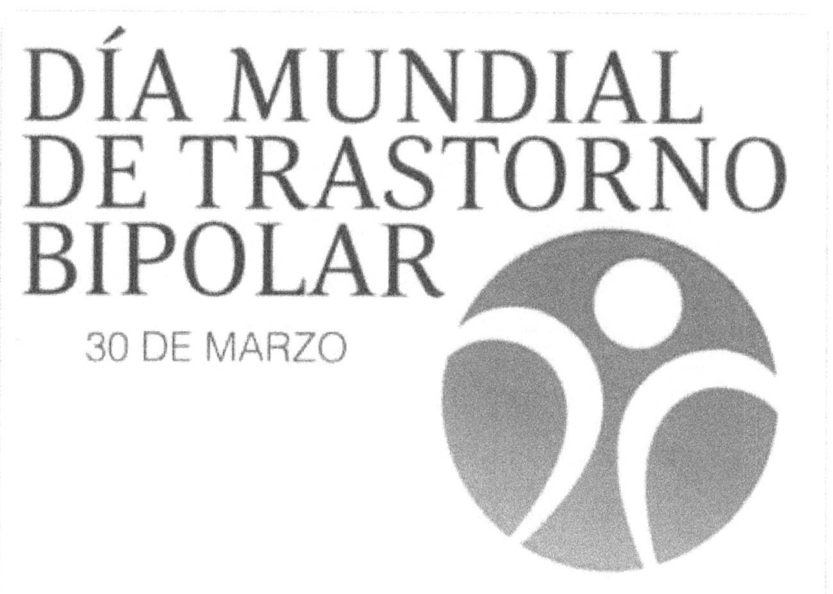

12:27 a. m. · 31 mar. 2020 · Twitter for iPhone

Ilustración 35 Tweet T. Bipolar en Confinamiento

Antes de llegar a estos extremos en que la emoción se hace crónica en el paciente, se puede hacer mucho para recuperar un tono emocional adecuado a las circunstancias, fortaleciendo la Inteligencia Emocional, de manera que no sienta la misma activación o inactivación de forma continuada, sino que se adapten los estados tensos o relajados en función de las circunstancias de cada momento.

Una intervención terapéutica adecuada, en ocasiones junto con un tratamiento farmacológico controlado, va a ir ayudando a la persona a recuperar su vida normal, y con ello las relaciones sociales, familiares y de pareja a los que tanto ha hecho sufrir durante su enfermedad, permitiendo en definitiva que el individuo recupere un estado de ánimo adecuado que le permita volver a sentir la felicidad.

Pero la felicidad puede verse entorpecida por otro tipo de sentimientos como el de culpa, el cual es una emoción de la que somos conscientes, que surge cuando se sabe que se ha realizado algo indebido, o que se ha dejado de hacer algo debido, es decir aparece como un sentimiento de responsabilidad, tanto por acción como por omisión.

Para que surja este sentimiento se precisa que la persona tenga cierto nivel de moralidad, o por lo menos conciencia de que aquello que se está haciendo no cumple con las expectativas esperables socialmente, o donde la dejadez de acción tampoco es lo deseable.

Actualmente se entiende que el sentimiento de culpa, como el dolor, puede ser tanto positivo o negativo, esto es, el dolor sirve de aviso de que algo no va bien en el organismo y de que se ha de poner "remedio" para superarlo, éste sería el dolor "positivo"; el negativo es cuando éste mismo dolor se mantiene en el tiempo, incluso cuando ya se han adoptado las medidas para superarlo.

Pues bien, exactamente pasa lo mismo con el sentimiento de culpa, éste se activa cuando se ha hecho algo que se sabe que es incorrecto, según la propia moral, o que se ha dejado de hacer algo debido; lo que debería de llevar a reflexionar sobre por qué se ha errado, y tratar de poner remedio en la medida de las posibilidades propias, con la intención de no volver a equivocarse, una vez "aprendida la lección", así pues, se trataría de algo positivo, en cuanto que sirve para reflexionar y crecer como persona aprendiendo de los errores.

El aspecto negativo es cuando este sentimiento de culpa permanece durante demasiado tiempo, incluso cuando ya se ha puesto "remedio" a aquello que lo originó, convirtiéndose de esta forma en un "calvario", que se va a sentir mal consigo mismo por aquello que no consigue "olvidar".

Así las personas que tienen estos sentimientos de culpa

"anquilosados", formando ya parte de su manera de ser, van a experimentar una serie de problemas de salud asociados a esa tensión continuada en el tiempo, como son dolor de cabeza o de estómago, opresión en el pecho y pesadez de hombros.

Igualmente, estas personas van a tender hacia una determinada forma de pensar bastante extremista, entre blanco y negro, lo bueno y lo malo, sin percibir los matices de las circunstancias, con pensamientos intrusivos de autorreproche y agresividad contra sí mismos, pero cuando se habla de sentimientos de culpa negativa, se puede distinguir entre tres modalidades:

La primera en donde la persona se auto culpabiliza de "todo lo malo del mundo", tenga que ver con él o no, es a lo que también se denomina como locus de control interno, por el que se cree que uno es responsable de las consecuencias de todo lo que acontece alrededor, aun cuando en muchas ocasiones las circunstancias no van a depender de lo que haga o deje de hacer, sino de terceras personas que intervienen.

La segunda postura es aquella en el que se echa la culpa de todo a los demás incluso cuando no hayan participado del hecho, sin asumir responsabilidad ninguna de sus actos o sus consecuencias, denominándose locus de control externo, lo que coloquialmente se llama "echar balones fuera" y consiste en culpar siempre a otro sobre todo de lo que sale mal, ya sea al compañero de trabajo o a la pareja, y es más propio de personas "inmaduras" que se han quedado en una etapa anterior del desarrollo moral, donde identifica lo bueno con uno mismo, y lo malo con los demás.

Una tercera aproximación es la de excusar las responsabilidades propias y de los demás, achacándolo todo a las circunstancias de la vida, como si estas tuvieran "entidad" propia e hiciesen y deshiciesen "a su capricho", siendo el eximente empleado por aquellas personas que tienen escasa o poca moral, en el sentido de que hagan lo que hagan, no se van a sentir responsables de sus resultados, por lo que van a seguir haciendo cualquier cosa que se les antoje. Un ejemplo de ello sería la persona que se justifica diciendo que "la vida me ha hecho así", y por lo tanto no se molesta en mejorar ni cambiar, haciendo lo que hace sin ningún tipo de remordimiento al respecto.

En ninguno de los sentimientos de culpa negativos anteriormente descritos se realiza un análisis de las circunstancias que han llevado a errar, ni se asume la parte de responsabilidad que se tiene por las consecuencias que la acción o inacción han acarreado, luego, si no ha servido para reflexionar y aprender, la próxima vez que surja una situación parecida se volverá a cometer el mismo error.

Cualesquiera de las tres situaciones anteriores no van a hacer sino perjudicar el normal desarrollo del individuo, generando conflictividad allá donde se encuentre, ya sea en el ámbito laboral, familiar o de pareja, ya que estos sentimientos de culpa además van a ir acompañados de un comportamiento acorde, en el primer caso de inactividad, por no "hacer más daño al mundo", evitando el contacto con el exterior; en los dos restantes buscando el goce sin mirar más allá.

Y por supuesto, esta culpabilidad al igual que sucedía con la frustración al no alcanzar las metas esperables, va a impedir que la persona pueda disfrutar de un estado de felicidad, por lo que primeramente deberá de "arreglar" sus emociones para poder así estar libre en su búsqueda del camino de la felicidad.

Aunque cuando se habla de una población de millones de personas confinadas en sus casas, ¿quién piensa en la felicidad?, pues aunque parezca raro, no sólo se puede sino que es hasta adecuado, no centrándose exclusivamente en los aspectos negativos de las circunstancias actuales, de ahí que desde el gobierno hayan cambiado su programación televisiva para incluir espacios de humor, incluso realizando series cómicas sobre la situación actual para hacerla más llevadera a los ciudadanos mientras dure el confinamiento (@RTVE_Com, 2020) (ver Ilustración 36).

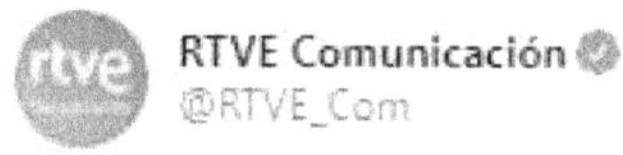

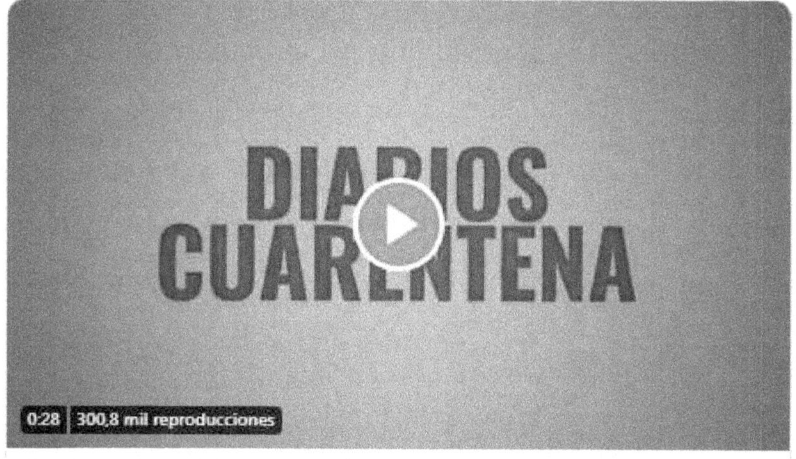

Ilustración 36 Tweet Humor en Cuarentena

Desde hace años se habla de los beneficios de ser una persona positiva, sobre todo en el ámbito social, aunque a veces este término se suele confundir con el de optimista, siendo que el término positivo hace referencia a un tipo de pensamiento y el segundo a una característica de la personalidad.

Los pensamientos positivos son aquellos que nos hacen apreciar lo que tenemos alrededor, pensar que todo va a salir bien y que el esfuerzo se verá recompensado.

Igualmente, el pensamiento positivo permite creer que los demás van a ser congruentes y justos en sus valoraciones. Estos pensamientos se contraponen a los negativos, donde todo es injusto, feo, inadecuado; primando sentimientos de envidia, autocrítica y falta de valoración de uno mismo.

Un tipo de pensamiento u otro van a jugar un papel fundamental en cómo nos perciben los otros y reaccionan al respecto, así a las personas positivas se las suelen tener en estima, mientras que a las negativas se las suelen ir "marginando" y dejando de lado, por lo que socialmente es más "rentable" ser positivo, pero ¿cuál es el papel de los pensamientos positivos en el ámbito de la salud?

Esto es lo que ha tratado de responderse con una investigación realizada desde el Departamento de Educación Especial de la Universidad de Thessaly (Grecia)

(Karampas, Michael, & Stalikas, 2016).

En el estudio participaron 395 cadetes de la academia del ejército griego, con edades comprendidas entre los 18 a 22 años, de los cuales 123 eran mujeres.

Todos ellos rellenaron un cuestionario estandarizado para evaluar la resiliencia denominado Connors-Davidson Resilience Scale (Connor & Davidson, 2003); otro para evaluar los pensamientos positivos a través del Positive and Negative Affect Scale (Watson, Clark, & Tellegen, 1988) y la salud general a través del The General Health Questionnaire-28 (Goldberg & Hillier, 1979).

Los resultados informan de una correlación significativa entre los pensamientos positivos y la resiliencia. Esto es, a mayor cantidad de pensamientos positivos la persona se siente más capaz de superar cualquier dificultad en la vida, e igualmente se obtuvieron correlaciones significativas entre los pensamientos positivos y la salud general del participante, esto es, las personas positivas estaban más sanas que las que tenían pensamientos negativos.

Hay que tener en cuenta que el estudio se ha realizado con una población muy específica, cadetes militares, los cuales están sometidos a un nivel de exigencia y estrés muy superior al del resto de la población, por lo que, con la salvedad comentada, se puede concluir que los pensamientos positivos van a servir para prevenir el deterioro de la enfermedad de aquellas personas que están sometidas a altos niveles de presión y ansiedad.

En el caso de los que están confinados en su domicilio, aunque dicha situación no se podría considerar inicialmente como estresante, ya que se encuentra en el hogar, junto con sus seres queridos y sus pertenencias, a pesar de ello la incertidumbre sobre cuándo se acabará dicho encierro, y sobre todo el motivo de la crisis sanitaria que los sustenta, hace que se convierta en una situación agobiante e incluso estresante para algunos.

Esto no quiere decir que sirva para combatir el COVID-19, ni que vaya a mitigar sus efectos si se contagia uno, pero sí que puede ayudar a mantener un estado de salud general en mejores condiciones, aspecto que se resalta como fundamental por parte de las autoridades de salud para reforzar las defensas, a la vez que fomentan una alimentación saludable.

De forma que, si el organismo se ha de enfrentar a la enfermedad, este lo pueda hacer en las mejores condiciones posibles.

Depresión en el Confinamiento

Uno de los problemas que con mayor asiduidad se puede ver en consulta es en relación con las emociones, ya sean por sobre activación, en el caso del estrés y la ansiedad o por su inhibición, en el caso de la tristeza y la depresión, pero no se trata únicamente de que las personas estén más sensibles hacia estos problemas, y por ello acudan con mayor frecuencia a consulta psicológica, sino que también son los problemas más comunes que se sufren, mucho más que cualquier otro trastorno del ámbito de la salud mental.

La tristeza es un estado por el cual la persona deja de sentirse "plena" o al menos "normal", considerada como una de las emociones básicas, junto con la felicidad o el miedo.

Son muchos los motivos que pueden generar tristeza, desde la pérdida de un ser querido, hasta el no haber logrado una meta ansiada, pero quizás el más grave es por la presencia de una enfermedad, sobre todo si esta es incurable o crónica.

La relación entre la salud física y la mental hace tiempo que dejó de estar en discusión. Cuando alguien sufre un mal físico, esto va a tener un efecto directo sobre su estado de ánimo, y este sobre el resto de los ámbitos de la persona, incluida su forma de relacionarse consigo mismo y con los demás.

Cuando uno se siente mal, por ejemplo, por sufrir una enfermedad crónica, esto puede alterar de forma significativa su estado de ánimo incluso pudiendo llevar al paciente a tener una depresión

Pero cuando aparecen los síntomas de la depresión la situación empeora, ya que los efectos que estos tienen sobre la salud son importantes, al reducir la calidad de vida de la persona, con una mengua del estado de ánimo, pero también del sistema inmunitario, lo que permite entrar al paciente en un círculo vicioso.

Cuanto peor está físicamente, peor se siente psicológicamente, y cuantos más síntomas depresivos sufra, su cuerpo va a responder peor y por tanto en vez de facilitar la recuperación va a perjudicarla.

Las consecuencias de este círculo vicioso es un agravamiento de la sintomatología, empeorando la calidad de vida del paciente, haciendo que sea menos tolerante a lo que le sucede y con ello que tenga un peor pronóstico, en comparación con otro que no tenga asociado estos síntomas depresivos.

De ahí la importancia de detectar los primeros síntomas de la depresión, para poder tratarlos cuanto antes para que no avance y perjudique más a la salud.

La depresión y basado en su origen puede distinguirse entre exógena y endógena, en el primer caso dicha depresión provendría de acontecimientos externos "negativos" que vivencia la persona y que le afectan a su estado de ánimo, por ejemplo, la ruptura sentimental o la pérdida de un ser querido, al extenderse la tristeza provocada más allá del período del duelo.

Entre los muchos efectos de la depresión, se puede encontrar que está caracterizado por sentimientos de culpa, desesperanza e inutilidad, con pensamientos negativos; además de un incremento de la sensibilidad al dolor, con malestar persistente, problemas digestivos, fatiga, irritabilidad, pérdida de interés por lo que antes le agradaba, dificultad para concentrarse, además de alteración del sueño, que puede afectar tanto por exceso como por defecto.

Y aunque tal y como se ha comentado la relación entre la salud física y la psicológica está desde hace mucho establecida, actualmente se están realizando nuevos descubrimientos; así hasta ahora se conocía que cuando "maltratábamos" al cuerpo con demasiada presión esto provocaba un gran desgaste del mismo y que por tanto tuviese más posibilidades de "fallar" prematuramente.

Al menos así lo han confirmado los estudios desde los años sesenta en el que surgió el término de Personalidad

Tipo A, para definir a aquellos individuos que se mostraban especialmente competitivos, inquietos y con elevados niveles de estrés y ansiedad en su día a día.

En estas personas se comprobó que tenían más posibilidades de sufrir alguna patología cardíaca, como el ataque al corazón, el cual, de producirse, no sólo aumenta la posibilidad de tener otro ataque cardíaco si no que debilita sensiblemente este músculo tan importante como es el corazón, pudiendo acortar en muchos casos meses e incluso años de vida.

Por contraposición surgió el término de personalidad tipo B, como una personalidad protectora de la salud, caracterizada por un individuo en calma, con una mente en paz, donde se rige por los valores de la cooperación y la creatividad, pudiendo ser igualmente eficaz en sus tareas.

En este caso el corazón lejos de sufrir los "envites" diarios, parece estar protegido y con ello se producen menos ataques que en los de la personalidad tipo A, pero ¿qué pasa con aquellas personas que sufren depresión?

Esto es lo que ha tratado de responderse desde la Escuela de Psicología Experimental, Universidad de Bristol (Inglaterra) (Thomson, 2014) para ello se llevó a cabo un estudio en el que participaron 1413 personas, de los cuales 785 habían sufrido depresión (480 endógena y 205 reactiva), cuyas edades medias oscilaban desde los 44 a los 58 años en los que han sufrido depresión reactiva y depresión endógena respectivamente, de entre los participantes más de la mitad, el 67,7% fueron mujeres.

Como grupo control se usaron los datos del Registro del Servicio Nacional de Salud (de Inglaterra) donde se obtuvo información sobre el número de ataques cardiacos sufridos, así como la tasa de supervivencia de las personas con sus mismas edades.

Los resultados encontraron que los hombres tienden a sufrir un acortamiento significativo de la vida debido a problemas asociados al corazón, pero esta relación solo se produce en el caso de la depresión endógena.

Es decir, la depresión originada por la situación que actualmente se está viviendo en relación con el confinamiento, y ante la imposibilidad de realizar algunas actividades que con anterioridad "enriquecían" la vida emocional de la persona, y cuya "pérdida" temporal puede provocar la sintomatología depresiva, a pesar de ello, y basado en la investigación anterior, esto no va a suponer un riesgo sobre la salud en cuanto a acortamiento de años de vida se refiere. A pesar de lo cual hay que prestar atención a los estados emocionales ya que estos pueden verse influidos por la situación actual de confinamiento provocando la aparición de depresión y ansiedad (@LANACION, 2020) (ver Ilustración 37).

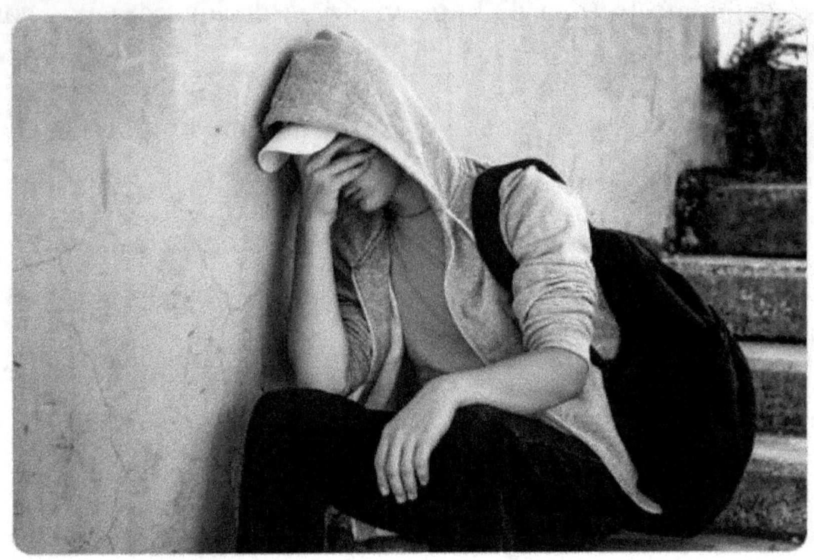

Ilustración 37 Tweet Depresion en Cuarentena

Ansiedad en el Confinamiento

A lo largo del día existen numerosas situaciones que requieren de la máxima atención, en la que se tiene que dar la mejor respuesta posible, ya sea por la premura o por tener que atender a varios requerimientos a la vez, estas demandas producen estrés, el cual va a alterar el ciclo normal de sueño-vigilia, provocando en muchos casos insomnio.

El estrés mantenido a medio o largo plazo puede ser nocivo para la salud, es lo que se denomina como distrés, pero también existe el estrés "bueno", es decir, aquel que durante un corto espacio de tiempo potencia las capacidades y hace dar respuestas más acertadas en las actividades que se deben desempeñar, a este segundo tipo de estrés se denomina eustrés.

El que sea "bueno" o "malo", depende tanto de la valoración psicológica de los acontecimientos y situaciones estresantes como de que estas se mantengan durante un cierto tiempo. Así, una situación valorada como desafiante, pero atractiva como forma de superarse o de "lucirse", motiva a dar lo mejor de uno mismo, obteniendo éxitos que de otra forma no se alcanzarían; pero si esa situación se mantiene en el tiempo, se produce el agotamiento de los recursos según se explica en el Síndrome General de

Adaptación (Selye, 1946), y con ello dejaría de ser motivador convirtiéndose en algo "insufrible", dando el éxito paso a la enfermedad; síndrome en donde se dividen las situaciones de estrés en tres etapas:

La inicial o de reacción de Alarma, desde el momento en que se produce el estímulo o la situación estresante, el organismo se ha de preparar para responder.

La de resistencia o Adaptación, en ésta fase se pone en marcha el mecanismo Hipotálamo Hipófisis Adrenal (H.H.A.), para dar respuesta a la demanda estresante; si ésta desaparece, el organismo tenderá a una "desactivación" producida por un mecanismo de retroalimentación negativa, que emplea la misma vía H.H.A., de forma que el cortisol de las glándulas suprarrenales inhibirá la producción de la hormona liberadora de corticotropina de la hipófisis y con ello desactivará el eje H.H.A., recuperando así los niveles basales previos a la aparición del estrés; en cambio, si el estímulo estresante se mantiene, el organismo pasará a la siguiente fase.

La final o de agotamiento, basado en que los recursos del cuerpo son limitados y están disponibles por un escaso tiempo, pasado el cual se produce un agotamiento de los mismos, así como del estado de tensión que lo origina. Este agotamiento, va a traer toda una serie de consecuencias en los distintos sistemas implicados que pueden llevar a la persona a enfermar.

Un estrés a medio plazo va a tener una serie de consecuencias, como dolores musculares, alteración del sueño y del estado de ánimo e inmunodeficiencia.

Un estrés crónico en cambio va a provocar efectos más graves, siendo el responsable de alteraciones digestivas que pueden acarrear úlceras y diarreas; obesidad por el aumento de apetito y con ello se incrementa la posibilidad de padecer diabetes; debilitamiento del sistema inmune, estando más expuesto a infecciones y resfriados; pérdida de memoria, de motivación, sueño, alteración del estado de ánimo; y aumento de la presión arterial y de la frecuencia cardíaca, acumulación de colesterol y triglicéridos en sangre, con aumento de riesgo de padecer enfermedades cardíacas y derrames.

A nivel psicológico además va a acrecentar los síntomas de determinados trastornos, como en el caso de la esquizofrenia donde a mayores niveles de estrés, mayor expresión de síntomas psicóticos; y en personas normales, la toxicidad de niveles elevados de cortisol en el cerebro de forma aguda, conlleva la afectación de determinadas estructuras neuronales que va a repercutir en un peor desempeño cognitivo, como en el caso del hipocampo, necesario para el establecimiento de nuevos aprendizajes.

El Sistema Inmune en el Confinamiento

El sistema inmune, que protege al organismo de infecciones externas e internas, es muy sensible a los cambios emocionales, especialmente a los procesos de estrés; cuando éste se genera, el organismo va a experimentar una inmunodepresión, reduciendo el consumo de estas funciones al mínimo, pero si se mantiene, se daña el sistema.

Los primeros síntomas de que el sistema inmune no está funcionando correctamente, se pueden observar ante la aparición de síntomas como psoriasis o lupus; pero si no se pone remedio y la situación estresante continúa, no sólo se va a producir una ralentización de los procesos de cicatrización y de recuperación de las heridas que pudiese tener, sino que se deja la "puerta abierta" a todo tipo de infecciones, además de producirse un empeoramiento de los síntomas de las enfermedades autoinmunes, entre ellas la esclerosis múltiple.

El eje H.H.A. va a dar la medida de cómo funciona el organismo, si éste lo hace correctamente, es decir, si se produce una activación puntual ante situaciones de estrés, la persona va a poder dar la respuesta adecuada al momento, ya sea de escape o de afrontamiento mientras que, si ésta se mantiene en el tiempo, debido a que el estresor sigue presente, se van a empezar a producir "fallos" en el proceso normal, y con ello se incrementa la probabilidad de sufrir diversas enfermedades.

Y esto es debido a la estrecha relación existente entre el sistema inmune y el psicológico, dado que el primero es fundamental para la correcta recuperación de cualquier alteración del organismo; ya que unas defensas bajas, no sólo ralentizan dicho proceso, sino que favorecen la aparición de infecciones y otras enfermedades.

Relación que como se ha comentado está también mediada por factores de personalidad, tal y como la personalidad tipo A o tipo B, relacionados con un mayor o menor nivel de protección de las enfermedades del corazón respectivamente.

Sabiendo que altos niveles de estrés van a afectar principalmente a la salud del corazón, de manera que los que tienen personalidad tipo A tienen más probabilidad de sufrir ataques al corazón, que los que tienen personalidad tipo B; pero si bien estos tipos de personalidades son los más conocidos, hace algunos años se descubrieron otros dos tipos, los denominados como C y D.

En la personalidad tipo C, hay un alto nivel de expresión de la emoción, particularmente de las positivas, mostrándose como una persona muy positiva, con un ocultamiento de las emociones negativas para el resto de la gente, como resultado, las personas con personalidad tipo C tienen más probabilidades de sufrir reumatismo, infecciones, alergias, enfermedades de la piel y cáncer.

Por su parte, en el tipo de personalidad D, quizás el menos conocido, las personas exhiben un alto nivel de autoexigencia, con comportamiento hiperactivos y baja autoestima; con desconexión entre el mundo emocional y el "racional", lo que hace que tengan más posibilidades de sufrir enfermedades psicosomáticas. La colitis ulcerosa, péptido de úlceras, trastornos vasculares como la hipertensión y la cardiopatía isquémica, son más probables que se presenten en individuos con este tipo de personalidad.

Por tanto, la misma situación de confinamiento va a tener una incidencia diferencial en función de la personalidad previa, no afectando emocionalmente de la misma manera, ni en su estado de ánimo ni en el sistema inmune.

Así la personalidad tipo B parece ser la que está más relacionada con un estado general de salud más adecuado, debido a la forma de afrontamiento en calma y sosiego de las situaciones de la vida, contemplándolas como circunstancias pasajeras que hay que vivir, pero sin que ello eleve los niveles de ansiedad, evitando el estrés continuado y sus consecuencias.

La alimentación en el Confinamiento

Si bien en tiempos de confinamiento se han establecido medidas desde los gobiernos para garantizar el acceso a la alimentación por parte de los ciudadanos, hay que tener en cuenta que el estado de ánimo va a influir en nuestra elección sobre lo que comemos, tanto en cantidad como en calidad.

Así sufrir sintomatología depresiva, unido a la pérdida de interés por aquello que antes le producía placer (anhedonia), hace que la persona se vaya poco a poco "abandonando", tanto en aspectos de higiene personal como de alimentación, incrementando las comidas calóricas y el consumo de alcohol, lo que va a tener un efecto directo en el cambio de peso, que además si se acompaña de "atracones" como forma de "rellenar" la vida, va a dar como consecuencia un incremento del peso, que con el tiempo puede llevar a la obesidad.

Aunque la depresión puede también provocar el efecto contrario, es decir, la "mala" alimentación puede llevar como consecuencia una pérdida de peso; lo que unido a la pérdida de sueño y por tanto, estar más horas del día despierto lo que es característico de las personas con depresión, ha sido relacionado con una de las explicaciones por las que se reduce el peso, ya que mientras se está en activo el organismo consume más calorías que no son repuestas por la falta de una alimentación adecuada.

Desde hace años se tiene constancia de una estrecha relación entre la depresión y la obesidad, encontrándose un mayor número de personas obesas que sufren de depresión, e igualmente, las personas que sufren depresión tienen un mayor porcentaje de obesidad, aunque todavía no se tiene claro qué es primero, si es la depresión quien origina la obesidad o viceversa.

Hay que tener en cuenta que las personas obesas suelen estar más expuestas a las burlas de los demás, sobre todo cuando se produce a edades tempranas, especialmente sensibles son en la fase de la preadolescencia, en que la opinión y valoración de los otros es fundamental.

Así un sentimiento de rechazo o de hacer el ridículo puede ser el detonante para minar la autoestima del joven, lo que le puede conducir al aislamiento y a evitar las relaciones sociales, a la vez que se "encierra" en la comida como modo de "rellenar" el cariño que le falta.

A este respecto un estudio del Departamento de Psicología de la Facultad de Humanidades de la Universidad de Bond; el centro The Lakeside Rooms, y el centro de Psicología Mullumbimby (Australia) junto con la Fundación para la Medicina Epigenética (EE.UU.) (Stapleton, Church, Sheldon, Porter, & Carlopio, 2013) analizan el efecto de la intervención en la reducción de la obesidad sobre la depresión.

En el estudio participaron 96 adultos con obesidad, donde a la mitad se les administró un tratamiento con la Técnica de Liberación Emocional (Church, 2017) mientras que con el resto no se llevó a cabo ningún tipo de intervención.

Con el tratamiento que duró cuatro semanas, se intervino directamente sobre la obesidad, aunque se realizó una evaluación antes y después de los síntomas depresivos para comprobar si se veían afectados y de ser así en qué medida.

Los resultados muestran efectos positivos tanto en cuanto a la reducción de la obesidad como sobre la mejora de la sintomatología depresiva, efectos que se mantuvieron en el tiempo tal y como lo constata los resultados de la evaluación realizada a los 12 meses.

Con estos resultados es posible concluir sobre los efectos positivos de la intervención tanto sobre la obesidad como sobre la depresión, lo que permite replantearse la forma de abordar el tratamiento de la Depresión Mayor para evitar los efectos "secundarios" en algunos pacientes del tratamiento basado en una intervención farmacológica, ya sea esta presentada de forma aislada o combinada con psicoterapia.

El sueño en el Confinamiento

Se conoce que, una vez superada la infancia, en que existe una mayor cantidad de horas de sueño que de vigilia, el organismo invierte esa proporción, necesitando alrededor de 8 horas diarias de sueño el resto de su vida.

Aunque a veces la administración del tiempo no es continuada, pudiéndose producir pérdidas y acumulaciones de sueño durante un tiempo, que luego se recuperan, por ejemplo, en las "guardias" de algunos trabajos, en que se alarga la jornada laboral, o cuando los jóvenes trasnochan ya sea por motivos académicos o por diversión, los cuales recuperan esa pérdida de horas de dormir que se va "acumulando" compensándolo con un largo sueño.

Igualmente, y de forma natural, en la tercera edad se suele producir una división de tiempo de sueño, en vez de dormir las 8 horas seguidas, se suele despertar después de las 5 primeras horas de sueño, para pasado unas horas, completar las 3 restantes.

Incluso en la tercera edad, se tiende a abandonar esta forma de dormir "fragmentada", así es frecuente que se produzca una "desregulación", basado en micro sueños, tomándose una siesta cuando están cansados, independientemente de la hora que sea, sin darse cuenta de que el sueño es fundamental para el correcto funcionamiento del cerebro, incluso en las personas mayores.

Si bien hasta ahora se ha hablado de la importancia del sueño, en el caso de que las noches sin dormir se acumulen, por ejemplo, porque se está estudiando para un examen o trabajando en el turno de noche, los efectos van a ir siendo cada vez más graves e importantes, viéndose afectado tanto la salud física y psicológica como las relaciones sociales.

En el ámbito físico se va a padecer agotamiento de la musculatura, mayor tendencia a padecer enfermedades, ya que el sistema inmune se sobre activa durante el sueño, además de las lesiones que pueda provocar la falta de atención, aumentando la posibilidad de padecer accidentes.

A nivel psicológico, se produce una reducción en la atención y concentración, con pensamiento disperso y superficial. Con respecto a las relaciones sociales, los demás van a darse cuenta de ello, y en función de eso van a reaccionar, además si se muestran conductas de no querer compartir tiempo con los demás por el exceso de cansancio, o irascibilidad cuando ha de interaccionar con otros, se va a ir perdiendo contacto social.

Los experimentos clásicos sobre de privación del sueño por su parte muestran los devastadores efectos sobre la atención, el rendimiento y otras funciones cognitivas como el aprendizaje, incluso pudiendo poner en riesgo la salud mental de la persona, la cual después de días sin dormir se muestra cansada, agotada, pero también irritable, con momentos de euforia, con pensamientos paranoicos, pudiendo sufrir episodios psicóticos, y todo ello por no dormir bien.

Igualmente, la privación del sueño va a tener un importante efecto en la toma de decisiones según se desprende del estudio realizado desde el Centro de Investigación del Sueño de la Universidad de Loughborough (Inglaterra) (Horne, 2012). Esto se ha evidenciado mediante experimentos con respecto a toma de decisiones sobre ganancias futuras, como por ejemplo con la técnica denominada Iowa Gambling Task (Buelow & Suhr, 2009) con la que se puede apreciar la precisión en las decisiones adoptadas, en función de las variables establecidas por el experimentador, el cual manipula la cantidad de ganancias o pérdidas que puede tener en cada ensayo.

Cuatro son los ensayos posibles según el resultado establecido, de gran ganancia, de pequeña ganancia, de pequeña pérdida o de gran pérdida. Una vez obtenida una línea base sobre su rendimiento, se administra este método pasadas unas horas de privación, normalmente por encima de 24 horas sin dormir, para observar la interferencia o no de la falta de sueño en la decisión.

Hay investigaciones como la llevada a cabo por la División de Neuropsiquiatría, del Instituto Armado de Investigación Walter Reed; el Centro de Estudios Psiquiátricos de Maryland; el Departamento de Psiquiatría de la Universidad de Maryland; el Departamento de Radiología de la Facultad de Medicina, y el Departamento de Ciencias Ambientales de la Salud de la Facultad de Salud Pública e Higiene, del Instituto de Medicina Johns Hopkins (EE.UU.) junto con el Instituto de Investigación Rotman y la Universidad de Toronto (Canadá) (Colten & Altevogt, 2006) que indican que una privación de 49 horas provoca que los participantes opten por decisiones en donde se corre demasiado riesgo, tal y como lo haría una persona lesionada en el córtex prefrontal ventral.

Es decir, la falta de sueño no solo va a reducir las capacidades cognitivas, afectar a la emocionalidad, y entorpecer al sistema inmunitario, sino que además va a llevar a la persona a tomar "malas" decisiones, de ahí la importancia de mantener cierta regularidad y por lo menos las ocho horas de sueño diario.

La Resiliencia en el Confinamiento

Si se habla del papel del estrés en el mundo emocional y sus consecuencias sobre el organismo se ha de hacer referencia a la resiliencia, el cual se ha convertido en un concepto clave en los últimos años en la psicología como modo de afrontamiento de la vida.

Si bien el término de resiliencia surgió del testimonio de los supervivientes de los casos más extremos a los que se puede someter a una persona, tal y como fueron los supervivientes de los campos de concentración nazi en la Segunda Guerra Mundial, en donde se analizó por qué unos habían sobrevivido y otros no, y de los supervivientes, por qué unos conseguían "rehacer su vida" y otros estaban sumidos en la desesperación; y eso que todos habían vivido los mismos horrores de la guerra.

De este análisis y de testimonios como el de Víctor Frankl, quien desarrolló la logoterapia como método de afrontamiento de estas situaciones (Frankl, 2014) es de donde surgió esta especie de "fórmula" para sobreponerse a cualquier adversidad, algo que parece estar ligado con el carácter de la persona, pero también con su forma de pensar y de ver la vida.

Actualmente este concepto se emplea en terapia, no sólo para atender a las personas que han sobrevivido a situaciones extremas, sino para ayudar a las mismas a superar las dificultades diarias de la vida, encaminadas a reforzar esa resiliencia que todos tienen dentro.

La resiliencia por tanto es una capacidad que se puede aprender y desarrollar, y que tiene un papel fundamental a la hora de proteger a la persona, ya que todo el mundo está expuesto al estrés diario, pero con un desarrollo adecuado de la resiliencia se puede aprender a superar las dificultades que vayan surgiendo, por ello es importante enseñarlo a los pequeños en edades escolares.

El boom de los años ochenta sobre la Psicología Emocional, y en concreto de su rama más aplicada de la Inteligencia Emocional, ha permitido el desarrollo de todo un vocabulario tan específico que a veces no se está familiarizado con todos ellos, como es el caso de la Resiliencia, que puede ser entendida como el conjunto de capacidades y habilidades personales que tiene a disposición el individuo para hacer frente a las situaciones más difíciles y salir victorioso de las mismas.

Aunque algunos lo han identificado con una cualidad personal con la que se nace, algo así como el carisma, mayoritariamente se considera que se puede entrenar y mejorar, permitiendo así tener las herramientas adecuadas para superar el día a día. Algo que por otra parte es fundamental para cualquier trabajo o profesión, pero ¿a partir de qué edad es adecuado aprender sobre la Resiliencia?

Esto es precisamente lo que ha tratado de resolver un estudio realizado por la Facultad de Ciencia y Tecnología, del Instituto Tecnológico y de Educación Superior de Hong Kong (Hong-Kong) (Tung, Ning, & Kris, 2014); en el estudio participaron 257 estudiantes de instituto, teniendo el 86% entre los 16 a 20 años; y el resto más de 20 años, la mitad de los cuales eran chicas.

A todos se les administró una serie de cuestionarios para conocer su nivel de estrés, si existía sintomatología física asociada al estrés, la presencia de depresión, el nivel de autoconfianza, autoestima y optimismo del estudiante.

Los resultados informan que la mitad de los participantes consideran que tienen una buena resiliencia unido a un buen nivel de autoestima y de autocontrol personal.

En cuanto a comparación en función del género se encontraron mayores niveles de ansiedad y estrés con una menor percepción social entre las chicas.

Con respecto a los hijos de familias monoparentales que se corresponde con el 10% de los participantes, se observó que mostraban menores niveles de resiliencia y de autoestima comparado con el resto de sus compañeros.

Evaluados los resultados en conjunto se puede

considerar que son cuanto menos preocupantes, debido a que la mitad de los estudiantes tienen una baja resiliencia, algo que se puede entrenar y que resulta muy útil tanto para aumentar la autoestima como el desempeño académico, además tal y como mencionan los autores, una escasa resiliencia puede acarrear un trastorno del sueño, asociado a la ansiedad, así como otros trastornos psicosomáticos.

Es decir, la resiliencia es un aspecto que importante a detectar y entrenar desde la infancia de forma que prepare a la persona a afrontar las dificultades que día a día se van a ir presentando, ya sea en el ámbito laboral, familiar o personal.

Aspecto el de la resiliencia que es fundamental a hora de hacer frente a una situación como la del confinamiento, debido a la excepcionalidad de la situación, los niveles elevados de estrés que se pueden generar e incluso sentimientos de inutilidad y depresión.

En la medida en que la persona sepa "poner en perspectiva" la situación y encontrar un "sentido de vida" le será mucho más fácil afrontar y sobrellevar la situación.

Listado de Ilustraciones

Tweets referenciados

@ConsejoCOLEF. (2020). Consejo COLEF en Twitter: ".@deportegob y @ConsejoCOLEF recomiendan seguir manteniendo estilos de vida activos durante el confinamiento. Si tienes dudas sobre cómo entrenar en casa, contacta con profesionales cualificados/as del deporte. #YoMeMuevoEnCasa. Retrieved April 5, 2020, from https://twitter.com/ConsejoCOLEF/status/12450054300966 46151

@diariodeburgos. (2020). Diario de Burgos en Twitter: "Hoy en DB: El virus destruye en Burgos en 15 días el empleo creado en 2 años 2 detenidos y más de 600 multas por saltarse el confinamiento Bajan un 70% las urgencias desde el coronavirus Infantil y Primaria pierden otros mil. Retrieved April 5, 2020, from https://twitter.com/diariodeburgos/status/12459466538671 51361

@LANACION. (2020). LA NACION en Twitter: "Coronavirus: uno de cada tres argentinos siente depresión y ansiedad por la cuarentena https://t.co/CWVlbjUnrb https://t.co/OmPUUrydBh" / Twitter. Retrieved April 7, 2020, from https://twitter.com/LANACION/status/1244726615902269 441

@ma_pureza. (2020). MaPureza en Twitter: "Hoy, en el Día

Mundial del Trastorno Bipolar, hagamos conciencia sobre esta enfermedad. El aislamiento puede ser desafiante para muchos, pero es un reto para aquellos que tienen enfermedades mentales. Tengamos empatía con aquellos qu. Retrieved April 5, 2020, from https://twitter.com/ma_pureza/status/1244753247107272705

@RTVE_Com. (2020). RTVE Comunicación en Twitter: "?¡Llega "Diarios de la cuarentena", una sitcom realista e íntima sobre el lado más divertido de la convivencia en tiempos de pandemia! ? Estreno (y risas aseguradas) el martes a las 22:05 h en @La1_tve https://t.co/Gk34fN2. Retrieved April 5, 2020, from https://twitter.com/RTVE_Com/status/124574832534691840 1

Referencias

Bastian, B., Koval, P., Erbas, Y., Houben, M., Pe, M., & Kuppens, P. (2015). Sad and Alone. *Social Psychological and Personality Science*, *6*(5), 496–503. https://doi.org/10.1177/1948550614568682

Bhargawa, M. (2012). Dimensional Personality Inventory. *National Psychological Corporation, Agra.*

Buelow, M. T., & Suhr, J. A. (2009, March 5). Construct validity of the Iowa gambling task. *Neuropsychology Review*, Vol. 19, pp. 102–114. https://doi.org/10.1007/s11065-009-9083-4

Chandola, D. R. (2016). Is personality of schizophrenics & bipolar patients are similar? *International Journal of Sciences & Applied Research*, *3*(5), 51–59.

Church, D. (2017). *The EFT manual.* Hay House, Inc.

Colten, H. R., & Altevogt, B. M. (2006). Sleep disorders and sleep deprivation: An unmet public health problem. In *Sleep Disorders and Sleep Deprivation: An Unmet Public Health Problem.* https://doi.org/10.17226/11617

Connor, K. M., & Davidson, J. R. T. (2003). Development of a new Resilience scale: The Connor-Davidson Resilience scale (CD-RISC). *Depression and Anxiety*, *18*(2), 76–82. https://doi.org/10.1002/da.10113

Frankl, V. E. (2014). *The will to meaning: Foundations and applications of logotherapy.* Penguin.

Goldberg, D. P., & Hillier, V. F. (1979). A scaled version of the

General Health Questionnaire. *Psychological Medicine*, *9*(1), 139–145. https://doi.org/10.1017/S0033291700021644

Horne, J. (2012, November 1). Working throughout the night: Beyond "sleepiness" - impairments to critical decision making. *Neuroscience and Biobehavioral Reviews*, Vol. 36, pp. 2226–2231. https://doi.org/10.1016/j.neubiorev.2012.08.005

Karampas, K., Michael, G., & Stalikas, A. (2016). Positive Emotions, Resilience and Psychosomatic Heath: Focus on Hellenic Army NCO Cadets. *Psychology*, *07*(13), 1727–1740. https://doi.org/10.4236/psych.2016.713162

Luna, K. (2020). Speaking of Psychology: Coronavirus Anxiety. Retrieved February 29, 2020, from APA.org website: https://www.apa.org/research/action/speaking-of-psychology/coronavirus-anxiety

Pi, Y.-L., Wu, X.-H., Wang, F.-J., Liu, K., Wu, Y., Zhu, H., & Zhang, J. (2019). Motor skill learning induces brain network plasticity: A diffusion-tensor imaging study. *PLOS ONE, 14*(2), e0210015. https://doi.org/10.1371/journal.pone.0210015

Radloff, L. S. (1977). The CES-D Scale: A Self-Report Depression Scale for Research in the General Population. *Applied Psychological Measurement, 1*(3), 385–401. https://doi.org/10.1177/014662167700100306

Russell, D. W. (1996). UCLA Loneliness Scale (Version 3): Reliability, validity, and factor structure. *Journal of Personality Assessment, 66*(1), 20–40.

https://doi.org/10.1207/s15327752jpa6601_2

Selye, H. (1946). The General Adaptation Syndrome and the Diseases of Adaptation. *The Journal of Clinical Endocrinology & Metabolism, 6*(2), 117–230. https://doi.org/10.1210/jcem-6-2-117

Stapleton, P., Church, D., Sheldon, T., Porter, B., & Carlopio, C. (2013). Depression symptoms improve after successful weight loss with emotional freedom techniques. *ISRN Psychiatry, 2013*, 573532. https://doi.org/10.1155/2013/573532

Thomson, W. (2014). The Head Stands Accused by the Heart! —Depression and Premature Death from Ischaemic Heart Disease. *Open Journal of Depression, 03*(02), 33–40. https://doi.org/10.4236/ojd.2014.32008

Tung, K. S., Ning, W. W., & Kris, L. T. Y. A. (2014). Effect of Resilience on Self-Perceived Stress and Experiences on Stress Symptoms A Surveillance Report. *Universal Journal of Public Health, 2*(2), 64–72. https://doi.org/10.13189/UJPH.2014.020205

Watson, D., Clark, L. A., & Tellegen, A. (1988). Development and Validation of Brief Measures of Positive and Negative Affect: The PANAS Scales. *Journal of Personality and Social Psychology, 54*(6), 1063–1070. https://doi.org/10.1037/0022-3514.54.6.1063

Conclusiones

Con esta obra se ha tratado de dar una perspectiva basada en la investigación científica sobre la incidencia de una situación excepcional en la vida como es la crisis de salud que se está viviendo.

Al respecto han surgido muchas recomendaciones y buenos consejos, en la mayoría de las ocasiones basados en "experiencias" propias, al respecto esta obra trata de distanciarse para ofrecer una visión desde la ciencia de la psicología ofreciendo resultados de investigaciones realizadas a lo largo del mundo que puedan apoyar y ayudar en estos momentos.